歯科医院経営実践マニュアル

他院と差がつく"歯科医院のホームページ"のつくり方

株式会社システムプランニング
デンタル・インターネット事業部長

佐藤 旬 著

クインテッセンス出版株式会社　2009

Tokyo, Berlin, Chicago, London, Paris, Barcelona, Istanbul, Milano, São Paulo, Moscow, Prague, Warsaw, New Delhi, Beijing and Bukarest

はじめに

インターネット上にwwwというサービスが考案され、Mosaicという名前の誰もが簡単に扱うことのできるウェブブラウザが登場したのは1993年のことです。

社会現象にまでなったWindows95が登場すると、「インターネット」という言葉がその年の流行語にもなり、「たとえ一個人や零細企業であっても、大企業と同じ土俵で情報発信ができる」──そんな風潮にのって、ネット上のいたるところで、個人によるウェブサイトが雨後の竹の子のように立ち上がりました。

Yahoo!日本法人が設立され、日本語版の検索サービスが開始されたのは1996年のことでした。当時は、たとえそれが個人的な趣味のウェブサイトであっても申請さえすれば、Yahoo!のスタッフによるコメント付きのサイト案内が、Yahoo!のリストに登録・掲載されたという、のどかな時代でもありました。

しかし、その後ブロードバンドが普及し、インターネットの商用利用が熟成してくると、個人や中小企業による情報発信は、大企業が組織的に発信する膨大な情報の中に埋もれてしまい、せっかく開設したウェブサイトも、そう簡単には閲覧してもらえない状況が生ま

れてきます。

ここ数年で、ウェブサイトを開設する歯科医院の数もかなり増えてきました。しっかりしたコンセプトで構築・運営され、増患のための強力なツールとしてその威力を発揮しているウェブサイトがある一方、情報の洪水に呑み込まれてしまい、有効に機能していないケースも少なくありません。中には、中途半端な企画のまま見切り発車をしてしまったために、歯科医院経営にとってマイナス効果になっているウェブサイトすら見受けられます。一方、時代の流れとして「ウェブサイトを開設しない」という選択肢が、もはや社会的に許されない状況となりつつあるのも確実です。

本書は、こうした状況を踏まえ、歯科医院の院長先生が「ウェブサイト」という媒体に対して、どのように向き合ったらよいのかをメインテーマに据え、次のような先生方を対象に書いています。

● これからウェブサイトをつくりたいが、何から手をつけてよいかわからない
● 現在、ウェブサイトを運用しているが、近々リニューアルを考えている
● ウェブサイトを開設しなければと思うが、制作業者と折衝できるだけの知識がない

本書は、ウェブサイト構築の指南を目的としていますが、技術書ではありませんので、いわゆるHTMLとかスタイルシートの書き方に関しては、一切触れていません。多少技術的な話題にも触れますが、専門用語はできるかぎり使わずに、読みやすい言葉での記述

4

はじめに

なお、本文では「ホームページ」という言葉をあえて使わず、以下「ウェブサイト」と表現していくことにします。

また本書は、次のように全体を7章で構成していますが、興味のある箇所、あるいは必要と感じられる箇所、どこから読み始めてもいいようにまとめています。

第1章‥ウェブサイトを企画する前に、目的を明確に決めておく／ウェブサイトのリニューアルであれ、新規開設であれ、業者に相談する前に、その目的をハッキリさせておくことが大事です。目的がアイマイなまますすめていくと、開設したはいいが、何のためのウェブサイトなのかわからないものになってしまいます。

第2章‥ウェブサイトの対象・使用ドメイン名・制作コストを決めておく／第1章および第2章の内容があらかじめまとまっていれば、ウェブの制作はかなりスムースに、そして低コストで済むはずです。

第3章‥ウェブサイト開設までの工程をしっかり理解する／実際にウェブサイトを開設するまでの工程を、順を追ってわかりやすくまとめています。

第4章‥業者の選定と各工程での留意点／一般には、アイマイなまま済まされてしまうことや、業者が嫌がるような内容にまで踏み込んでいます。業者の選定に迷ったり、業者

と交渉をする際には、この章の内容をぜひご活用ください。

第5章‥ウェブマスター（統括責任者）になる前に、これだけは知っておこう／ウェブサイトを開設する前に把握しておかなければならないルールや仕組みを紹介しています。多少技術的な内容にも触れますが、おおよその内容が把握できればOKです。必要な項目については、チェックシートを用意いたしました。

第6章‥ウェブサイトを開設した後の注意事項／ウェブサイトが開設された後に、取り組みたいことや注意点について記述しています。

第7章‥ウェブサイトの開設に関するＱ＆Ａ／これまで多くの先生方から受けたご質問を元にしたＱ＆A集です。できるだけ初歩的な質問を取り上げていますので、インターネットやパソコンに疎遠な先生でも、「なるほど！」とうなづけるように回答したつもりです。

本書が、先生のウェブサイト構築の上で参考となり、先生と患者さん双方にとって有益となるウェブサイトが出来上がることを願っております。

2009年9月18日

株式会社システムプランニング
デンタル・インターネット事業部長

佐藤　旬

もくじ

第1章 ウェブサイトを企画する前に目的を明確に決めておく／15

1 6W2Hを明確にする
　〜When Where Who What Why How ＋ Whom そして How much〜／16
2 純粋な広告媒体を目的とするウェブサイトなら／18
3 名刺／リーフレットの延長として／20
4 求人媒体として／22
　【知って得する知恵袋①】ハローワークに登録している際の留意点／23
5 診療説明ツールとして／24
　【知って得する知恵袋②】IDとパスワードによるアクセス制限／23
6 啓蒙活動の場として／25
　【知って得する知恵袋③】ウェブサイトを執筆の場に〈ブログの活用法〉／27
7 主義・主張の表現の場として／26
　【知って得する知恵袋④】選挙活動にウェブサイトが活躍！／27

第2章 ウェブサイトの対象・使用ドメイン名・制作コストを決めておく／37

1 不特定多数の市民を対象としたウェブサイト／38
【知って得する知恵袋⑦】ウェブは「PULL型」メディア／39
2 来院してほしいターゲットに見せるウェブサイト／40
3 来院してほしいターゲットの家族に見せるウェブサイト／42
【知って得する知恵袋⑧】ネット上での消費者行動モデル＜AISCEAS＞／43
4 来院している患者さんに見せるウェブサイト／44
5 地域住民に見せるウェブサイト／46
【知って得する知恵袋⑨】地元コミュニティサイトと互恵関係を／47
6 歯科医療関連従事者に見せるウェブサイト／48

8 学術情報の発表の場として／28
【知って得する知恵袋⑤】学術情報・論文はSEOとして有効！／29
9 物品販売を行うために／30
【知って得する知恵袋⑥】電子商取引の形態／31
10 趣味・道楽として／32
11 その他の目的でつくるウェブサイト／33

もくじ

7 【知って得する知恵袋⑩】ウェブブラウザとは？／49
8 役所に見せるためのウェブサイト？／50
   【知って得する知恵袋⑪】クローキングとは？／51
9 運営主体に見せるウェブサイト？／52
10 運営主体が明確なサイトと不明確なサイト／53
   【知って得する知恵袋⑫】ドメイン名を取得しないでウェブサイトを運用する2つのケース／57
11 ドメイン名を取得しないケース／56
12 ドメイン名の種類とサイト運営主体との関係／58
   【知って得する知恵袋⑬】ドメイン名の種類／59
13 ウェブサイトを更新するのはどんな時か／60
   【知って得する知恵袋⑭】「Flash」とは？／62
14 動きのあるコンテンツ「Flash」の使い方／63
15 ブログの活用法／64
   【知って得する知恵袋⑮】RSSを上手に活用しよう／65
16 携帯電話向けのコンテンツ／66
   【知って得する知恵袋⑯】携帯の閲覧行動の変化に目を向けると／67
17 地図サイトを活用する／68
   【知って得する知恵袋⑰】動画サイトを活用する／69
18 そして How much／72
   動画コンテンツ制作の留意点／71

9

第3章　ウェブサイト開設までの工程をしっかり理解する／73

1　基本コンセプトを決定する／74
2　コンセプトをブランディング化する／76
3　コンセプトにもとづいた企画を策定する／78
4　ドメイン名を確保する／80
【知って得する知恵袋⑱】ドメイン名の取得方法と手順／81
5　ページ構成を決定する／82
【知って得する知恵袋⑲】ウェブサイトの階層構造／83
6　原稿執筆・写真撮影・図画作成を手配する／84
7　ビジュアルデザインを決定する／87
【知って得する知恵袋⑳】ビジュアルデザイン検討時の留意点／88
8　レンタルサーバを確保する／90
9　公開後の運用体制を策定する／93
10　HTMLコーディング・システム開発を行う／94
【知って得する知恵袋㉑】双方向型ウェブサイトを企画する場合の留意点／95
11　テスト運用をする／96
12　正式運用を開始する／98

もくじ

第4章 業者の選定と各工程での留意点／101

1 業者の制作事例は重要な判断材料になる／102
2 リース商法には要注意！／103
3 地元の業者のほうが良い？／105
4 出来上がったウェブサイトは誰のもの？／106
5 見積りの書き方は各社さまざま／108
6 全体の予算を策定する／111
7 自前でできる工程はあるか？／112
8 各種データは確実に提供してもらう／113
9 ビジュアルデザインから入らない／115
10 ドメイン名の情報を確認する／118
11 【知って得する知恵袋㉒】WHOISデータベースの例／119
12 他人の意見は参考程度にとどめる／120
13 細かい文章表現で悩まない／121
14 業者との工程確認はこまめに／122
【知って得する知恵袋㉓】制作途中での工程確認の具体例と留意点／123
業者の作業を監督する‥各種チェックツールの活用／124

11

第5章 ウェブマスター(統括責任者)になる前にこれだけは知っておこう／129

1 ウェブマスターに求められる基礎知識／130

2 URLとIPアドレスの関係／132

3 サイト運営にあたって、どんなサーバが必要となるのか？／136

4 【知って得する知恵袋㉖】ドメイン名に関する情報を確認するには／137

5 ドメイン名の持ち主の個人情報が公開される／139

6 関係連絡先とID・パスワードをまとめよう／142

7 【知って得する知恵袋㉗】WHOISデータベースで情報を見ると……／143

8 サイト公開後は迷惑メールがますます増える／144

9 48時間ルールを厳守する／148

10 【知って得する知恵袋㉘】自動返信機能を活用する／149

15 【知って得する知恵袋㉔】HTMLのチェックツール／125

16 検収期間と瑕疵担保期間の確認をする／126

17 【知って得する知恵袋㉕】検収期間と瑕疵担保期間のチェック／127

もくじ

第6章　ウェブサイトを開設した後の注意事項／151

1　気になるアクセス数　その意味とは……／152
2　アクセス数を上げるためには？／155
3　自分のサイトの情報を調べてみる／159
4　バックリンクを拡充する／161
5　悪質SEO業者の勧誘に注意しよう／163
6　キーワード連動型広告を活用する／165
7　ネット上で誹謗中傷の被害にあったら……／167
【知って得する知恵袋㉙】キーワード連動型広告の詳細をGoogleで調べると／166
【知って得する知恵袋㉚】誹謗中傷などにあったら警察の「サイバー犯罪相談窓口」へ／168

第7章　ウェブサイトの開設に関するQ&A／169

Q1　ウェブサイトによる広告宣伝は医療法に抵触しませんか？／170

Q2 インターネットの知識がなく、何から手をつけたらよいかわからないのですが……/173

Q3 ウェブサイトにスタッフの写真を載せるとき、注意すべきことがありますか？
【知って得する知恵袋㉚】スタッフの写真などを掲載するには/174

Q4 他のサイトへのリンク設定は著作権上問題がありますか？/175

Q5 BBS（掲示板）を開設したいのですが、注意すべき点がありますか？/176
【知って得する知恵袋㉜】BBSを開設するにあたっての留意点/178

Q6 患者さんにメルマガを発行したいのですが……/179

Q7 URLを変えたい場合はどうしたらよいのでしょうか？/180

Q8 ウェブの更新を自分で行いたいときは、どうすればよいのでしょうか？/182

Q9 ウェブサイトは2つ以上あったほうがよいのでしょうか？/184

Q10 レセコンをインターネットにつなげても大丈夫でしょうか？/186

イラスト：伊藤 典

14

第 *1* 章

ウェブサイトを企画する前に目的を明確に決めておく

1 6W2Hを明確にする
～When Where Who What Why How + Whom そして How much～

5W1Hという言葉があります――いつ（When）、どこで（Where）、誰が（Who）、何を（What）、なぜ（Why）、どうやって（How）という6つの要素のことであり、客観的な報道や情報伝達には欠かすことのできない要素です。さらに、ビジネスの現場にはこの6要素に、誰に対し（Whom）、いくらで（How much）という要素が求められます。

これらは、ウェブサイトの企画にもあてはまることです。

この章では「ウェブサイトをつくりたい」「リニューアルしたい」と思ったときに、ウェブ制作業者に相談する前に固めておきたいポイントについて解説していきます。

電話やメールでウェブサイト制作のご相談を受ける際、開口一番に「いくらでできるのか？」という質問を受けることがよくあります。実は、これが一番困ってしまうパターンなのです。そういう場合は、必ず逆に「どういう目的でウェブサイトの開設をお考えですか？」という質問を返すのですが、それに明確にお答えになる先生はごく少数です。

ウェブサイトは、いうまでもなくメディアの一種であり、情報伝達のひとつの方法にすぎません。それなのに、多くの先生方が、ウェブサイトの開設を、何かの手段としてでは

第1章　ウェブサイトを企画する前に目的を明確に決めておく

なく、あたかも何かの最終目的であるかのような錯覚に陥ってしまっています。

たしかに「周りの歯科医院がみんなウェブサイトを開設しているのに、自分のところはまだない」あるいは「行政や所属している歯科医師会やスタディグループなどから、独自のウェブサイトを開設するよう通達があった」などといった状況から、「何とかウェブサイトをつくらなければ……」という気持ちが先行してしまうのは無理もありません。

歯科医院だけでなく一般企業でもそうで、「会社のウェブサイトをつくりたいが、いくらかかるの？」「社長命令でウェブサイトを至急つくることになったのですが……」――こんな相談もまたよく舞い込みます。しかし、ウェブサイトをつくること自体が目的で、強引にスタートさせる企画は十中八九うまくいきません。たとえウェブサイト開設までこぎつけたとしても、自社の社員にすら、その存在を知られることなく放置される悲しい結末が待っています。

「ウェブサイトをつくって何をしようとするのか、お考えですか？」
そんなやり取りの中から、先生ご自身も当初意識していなかった「ウェブサイトに求めるべき要望」が浮かび上がってくることもあります。これまで関わってきた多くの事例を元に、世の中に存在するさまざまな「6W2H」をモデルケースとして、パターン化していくことにします。そこから、先生ご自身にとって、しっくりくるパターンを見つけ出していってください。

2 純粋な広告媒体を目的とするウェブサイトなら

まずは、純粋な広告媒体とすることを考えてみましょう。

広告宣伝目的のウェブサイト、つまりウェブサイトで「患者さんを獲得したい」ということです。もっとも一般的な目的とも思われますが、先生方それぞれの諸条件により、広告のターゲット層は大きく異なるはずです。当然、広告戦略は根本から違ってきます。

広告という性格上、制作予算はキリがなく、常に、妥協点を意識する必要もあります。

もし先生がこれから新規開業、もしくは近い将来リニューアルを行う予定ならば、まさに絶好のタイミングです。外装・内装はともかく、看板やリーフレットの制作とウェブサイトのデザインやコンテンツの制作を抱き合わせることで、コスト削減も可能になります。広告としての

[図表1] の諸条件のうち、もっとも大きく影響するのが立地条件です。広告としてのウェブサイトが一番力を発揮するのは、何といってもオフィス街にある歯科医院です。

対象は、近隣オフィスのビジネスマン・OLです。どこのオフィスでも机の上には常時、ネットにつながったパソコンがあります。彼らが仕事の合間に、オフィスの近くにある歯医者さんを、ネットを通じて物色するという行動は、容易に想像できます。

第1章　ウェブサイトを企画する前に目的を明確に決めておく

〔図表1〕　　　　　　　　広告戦略のための諸条件

・先生の診療所はオフィス街にあるのでしょうか？
・それとも住宅地でしょうか？　あるいは商業施設の中でしょうか？
・外国語の対応はいかがでしょうか？
・とくに力を入れている診療科目や治療方法は何でしょうか？
・健康保険の扱いはどうなっていますか？
・来院してほしい患者さんの社会的なステータス区分は明確になっていますか？
・障がいのある方や介護を必要とする方の受け入れ態勢はいかがでしょうか？
★診療所を取り巻く諸条件をチェックすることがスタート！

オフィスビルのテナントや業種により、また先生のご専門により、さらなるターゲットの絞込みが可能でしょう。たとえば「外資アパレル系の20代〜30代OL」とか「メーカー系営業職」といった具合です。

住宅地ではどうでしょうか？

一般論ですが、昼間は未就学児、主婦層、お年寄りがメインで、学校が終わる時間に就学児が加わります。こうしたターゲットが、ウェブで何を調べるのでしょうか？　昼休みの時間や駐車場の場所と台数といった確認事項がメインかもしれませんし、託児設備や保育士の有無といったような情報が、大きなアピールポイントになるかもしれません。

こうした諸条件を考慮した広告戦略を立てるにあたっては、プロの手を借りることも検討すべきでしょう。先生がお住まいになられている地元にも、広告代理店があるでしょうから、利用の有無は別として、ぜひ一度ウェブで調べて見ることをおすすめします。

3 名刺/リーフレットの延長として

名刺やリーフレットも、広告の一種ととらえることもできますが、前項との違いは「簡素でいい」ということです。場合によっては「ウェブサイトをつくらなければならないが、それにより患者が増えたら困る」という要望を受けることさえあります。

一度はGoogleやYahoo!などの検索サイトで、ご自身の診療所を検索して見たことがあると思います。先生がホームページを持っていなくとも、検索サイトには、先生の診療所に関するなんらかの情報がいくつも見つかるはずです。その内訳は、自治体や歯科医師会等が運営する情報提供サイトの他、企業が運営している医療機関の紹介サイトに掲載された情報かもしれません。各種口コミ投稿サイトがヒットする可能性もあります。

しかし、これらのサイトに記載されている内容はすべて正確でしょうか? 診療時間や休診日に変更があった場合、お願いすればすぐに更新されるのでしょうか? 自治体や歯科医師会はともかく、企業が運営する医療機関紹介サイトの類には、つくっただけで放置されているものも少なくありません。口コミ情報サイトに至っては、正確な情報どころか、目を覆いたくなるようなことが書かれているかもしれません。

第1章　ウェブサイトを企画する前に目的を明確に決めておく

こうした状況を受け、ネット上で自分の歯科医院に関する不正確な情報が独り歩きすることを防ぐために、「簡素でよいから、自ら情報を発信することができる公式ホームページが必要」といったニーズが最近増えてきました。

こうした「名刺代わり」のウェブのコンテンツは、一般的に名刺に書かれている内容プラスアルファで済まされることがほとんどで、「診療所名」「所在地」「電話番号」「診療科目」「診療時間」「地図」に加え、院長先生の簡単なプロフィールとか、診療理念・挨拶文などをちょっと掲載すれば、目的は十分達せられます。ビジュアル的にも、簡素に済ませることがほとんどですので、制作コストも大した額にはなりません。

実際、名刺の内容プラスアルファしたものをwordなどのワープロソフトで1ページにまとめて「予算1万円のホームページをつくってほしい」と依頼すれば、それに応じてくれる業者さんは必ず見つかるはずです。「歯科医院ホームページ制作5万円」とか「10万円でできる歯科医院ホームページ」などといった定額のサービスも、この「名刺／リーフレット代わりのウェブサイト」と思って間違いありません。その制作方法は、制作会社があらかじめ用意したウェブサイトのパターンに、先生が準備した文言や数枚の写真を、見映えよくレイアウトして出来上がりというものです。

この種のウェブサイトであれば「ホームページビルダー」などのホームページ制作ソフトを購入し、参考書を片手に自分でつくってしまう先生もけっこうおられます。

4 求人媒体として

求人媒体としてのウェブサイトは、求人側にとっても求職側にとっても、なくてはならない存在となりました。転職・求人情報サイトに、有料で情報を掲載しているという先生も多いと思います。

求職者向けのウェブサイトを、患者さん向けとは別立てで運用されている先生もいます。別立てというのは、患者さん向けのサイトの片隅に、「求人情報」というリンクがあるのではなく、求人情報用にまったく別のウェブサイトを運用するということです。

多くの場合、その求人情報サイトには、院長先生の診療ポリシーや求職者に対して求める勤務姿勢、さらには勤務開始後に得てもらいたい知識・技術などについて、かなり突っ込んだ記述が見られます。

これは、そのウェブページを読んだ上で、書かれている内容に賛同した方のみが応募してくるであろうという「フィルターとしての機能」をもたせ、「第一次面接での説明会」を、あるいは第一次面接そのものを、事前にウェブサイト上で済ませてしまいたいという目的によるものです。

第1章　ウェブサイトを企画する前に目的を明確に決めておく

知って得する知恵袋①

ハローワークに登録している際の留意点

　公共職業安定所（ハローワーク）に求人登録されている先生も多いかと思いますが、ハローワークに登録された情報はハローワークのウェブサイトに掲載されるほか、民間が運用している求人情報サイトにも転載されます。求人側の事業主が知らない間に、その求人情報がさまざまなサイトで公開されるということが、実際に起こっていますので注意が必要です。すでに終了している求人や、一昔前の条件などが書かれた情報が残っている可能性もあるからです。ハローワークに求人登録したことがある先生は、ぜひ一度調べておかれることをおすすめします。

知って得する知恵袋②

ＩＤとパスワードによるアクセス制限

　「自分の財産ともいえる症例写真を、無防備にネット上に公開するのはちょっと……」という先生もおられるでしょう。そんな場合は、ＩＤとパスワードによるアクセス制限をかけることです。
　認証にはさまざまな方式がありますが、このような用途の場合は「基本認証」と呼ばれる方式がおすすめです。名前のとおり、きわめて基本的な認証の仕組みで、このことにより特別なコストが別途発生するようなものではありません。インターネット上の住所にあたるＵＲＬと、認証に必要なＩＤとパスワードが記載されたカードを事前につくっておいて、必要な患者さんにお渡しするのがよいでしょう。ウェブサイトにアクセスする患者さんそれぞれの個人情報を扱うための認証ではありませんので、全員が同じＩＤとパスワードで何ら問題はありません。
　ただし、この手のＩＤとパスワードは、人から人へ必ず漏れ伝わります。半年から１年に一度は、パスワードの変更を行いたいものです。

5 診療説明ツールとして

各種治療方法や疾患などについての情報を患者さんに説明するため、先生方はさまざまなツールをお持ちのはずです。簡単な冊子から、立体的な模型、ビデオ映像、最近ではコンピュータグラフィックスを駆使したものまで、さまざまだと思いますが、ウェブサイト上にも、こうした説明用のツールを公開したい、という要望もよく寄せられます。

診療室で説明された内容を、その場で完全に理解できる患者さんは、あまり多くありません。また、自費診療の場合、その場で即決できる患者さんは、そんなに多くはいないでしょう。「家に帰ってゆっくり考えたい」「家に帰って主人と相談したい」——そんな場合に効果を発揮するウェブコンテンツです。症例写真がたくさんある先生は、ご自身の術例をふんだんに使用した、オリジナルの説明ツールをつくることもできます。

最近は、院内LANを導入されている歯科医院も多く、制作したオリジナル説明ツールは、インターネット上と院内LAN上の双方に置くことで、診療室で見たものが、そのまま帰宅後にネットでも見られるといった仕組みをつくることも可能です。

6 啓蒙活動の場として

口腔衛生に関するさまざまな知識や話題を、わかりやすく書き綴ったコンテンツがメインで、歯科医院のPRは二の次というウェブサイトに出会うことがあります。中には、日本歯科医師会顔負けの内容を備えた個人のサイトもあります。

ここ数年のブログの流行も手伝って、こうしたサイトは以前よりかなり数が多くなりました。こうした内容のウェブコンテンツ、あるいはブログコンテンツを、ご自身のウェブサイトにぶら下げておくことは、歯科医院のPRにとっても意外な力を発揮します。

歯科医療に関する読みごたえのある文章は、Yahoo!やGoogleといった検索サイトにも高い評価で登録されるのです。検索サイトは、いってみれば巨大な索引システムです。索引ですので、ウェブサイトに書かれていない内容は掲載されません。

もちろん「名刺代わりのウェブサイト」であっても索引には掲載されますが、検索サイトのロボットは、ウェブページの内容を理解して順位を決めます。診療科目に「インプラント」とひと言書かれているだけでは、膨大な索引リストの中で、それが上位にランクされることはありませんし、それを期待すべきでもありません。

7 主義・主張の表現の場として

この種のウェブサイトも、「執筆の場」であることに違いありません。しかし、その内容は、医療人としての立場から、社保制度に対する提言だったり、厚生行政に対する批判であったりするようなことがメインになります。

『諸君！』『論座』といった言論誌の相次ぐ休刊に、論壇の衰退を憂える声が聞かれる一方、論壇の場はネット上へ移り、より活性化しているとの見方もあります。実際、ネット上でも、医療従事者によると思われる「モノ申すブログ」は少なくありません。あえて「医療従事者によると思われる」と書いたのは、こうしたブログの多くの主催者が明確になっていなかったり、「明日の○○を考える会」などというように、アイマイになっていることが多いのです。仮に、個人名とステータスが明確になっていたとしても、患者さん向けのウェブサイトのメニューに加わることは一般的ではないようです。歯科医師会や歯科医師連盟などの選挙に関連して「選挙活動用のサイトを開設したい」「期間限定でBBS（掲示板）を運用したい」といった相談を受けることも珍しくはありません。

第1章　ウェブサイトを企画する前に目的を明確に決めておく

知って得する知恵袋③

ウェブサイトを執筆の場に＜ブログの活用法＞

　「啓蒙活動を通じて社会貢献がしたい」「日本の歯科医療を変えたい」「検索サイトで上位にランクされたい」……など、目的はどうあれ、ウェブサイト上で多くの情報を日々発信し続ける先生方にとって、そのウェブサイトは「執筆の場」でもあることは確かといえます。
　ブログとは、専門的な知識がなくても、簡単にテキストや写真を掲載できる簡易ウェブサイトのことです。日記感覚で簡単に文章を追加できることから、執筆の道具としても多くの方が活用しています。ウェブ上で書き溜めた内容を、いずれはまとめて出版社へ持ち込んで本を出したい、と考えている方も多いかもしれません。

知って得する知恵袋④

選挙活動にウェブサイトが活躍！

　公職選挙とは違い、各種団体の役員選挙などは選挙期間中のインターネットの活用について何も制限はありませんので、有権者に対するメール配信などと組み合わせることで、選挙活動にかける手間とコストを削減できます。また、有権者との双方向コミュニケーションが可能な仕組みを取り入れることで、従来とは異なった選挙活動が可能になるでしょう。
　もっともこうした取り組みは、ＩＴ先進国といわれている米国や韓国では、すでに国政選挙レベルでも盛んに行われていることで、バラク・オバマ米大統領がインターネットを駆使して選挙活動を展開したのは記憶に新しいところです。

8 学術情報の発表の場として

今でこそ、ウェブ上に美しい写真や図画が表示されるのは無論のこと、音楽を聴いたり、テレビ番組を視聴したり、高画質での映画さえ鑑賞することができるわけですが、インターネット通信の黎明期において扱うことのできたのは文字情報だけでした。

これは、主に大学・研究機関における文献管理／取得を目的として開発されたものです。論文をはじめとした学術情報をネット上で公開することは、アカデミックな場において古くからごく一般的に行われてきたことであり、今後も形を変えつつ、その流れは続いていくはずです。

実際、日本国内の歯科医療系の大学・研究機関でも、数多くの学術情報が公開されています。また、多くの先生がご自身のウェブサイトの片隅に、執筆した論文を掲載されています。大学で講座をお持ちの先生の中には、学生向けのレジュメなどを、ウェブサイトに掲載している場合もあるでしょう。患者さんがそうしたコンテンツにアクセスして閲覧することはあまりないと思いますが、そうしたコンテンツがウェブサイトの片隅にあること自体が、患者さんに対してひとつのPRとなることは明白です。

28

第1章　ウェブサイトを企画する前に目的を明確に決めておく

知って得する知恵袋⑤

学術情報・論文はＳＥＯとして有効！

　学術情報や論文の掲載は、検索サイト対策（最近ではＳＥＯという言葉が一般的です）としても、きわめて有効に機能します。

　これは、論文というドキュメントの性格と関係があります。ネット上ではクローラーと呼ばれるロボットが、日夜ウェブサイトを徘徊して情報収集しています。このロボットですが、日に日に進化して頭がよくなっているようで、すでにウェブサイトに書かれた日本語の文章の内容を理解して把握する、といったレベルにまで達しています。分析対象のドキュメントがどういったテーマについて書かれたもので、各センテンスには、どういう単語が、どのように分布しているかといったことまで、しっかり見極めるのです。論文というのは、まさにあるテーマに関して、しっかり構築されたドキュメントであり、それを掲載することで得られる副次的な効果には、大きな価値が見込まれます。

　また、単に掲載して発表するだけではなく、ウェブサイトに特定のメンバーが集って情報交換を行う目的で運用されているウェブサイトも存在します。中には、症例写真などをウェブ上に提示した上で、本格的な議論を行っている先生方もおられるようです。

　こうしたウェブサイトには、双方向＝インタラクティブなコミュニケーションを行うためのシステムが必要となります。サイト構築のために、独自のシステムを開発する場合もあるでしょうが、オープンソースと呼ばれる、設計図が公開されているプログラムを使用して制作コストを抑えることも可能ですので、業者に相談する際は、オープンソースの活用をも含めたいくつかのプランを提案してもらうようにします。

　なお、この手のウェブサイトの場合、患者さんの口腔内写真やレントゲン写真に肖像権があるかどうかは別として、メンバー以外はアクセスできない仕組みを講じる必要もあるかもしれません。

9 物品販売を行うために

多くの歯科医院では、各種口腔ケア用品の販売を行っていますが、それらをネット上でも販売したいという要望があります。そのためのシステム的な仕組みは簡単にできます。実際に、そうした機能を備えた歯科医院のウェブサイトを見かけることもあります。中には商いの対象を歯科材料にまで拡張し、本業の診察よりも力を入れている先生もいるようですが、そこには大きな落とし穴が待ちかまえていますので、ご注意ください。

それは「ネット通販は簡単にできる」という大きな誤解が、まかり通っていることです。現実のお店と比較した場合、単に店舗の場所がウェブ上にあるというだけの話で、その店舗を運営するためのバックヤードは、実店舗運用と何ら変わることはありません。

その上に、ネット商店ならではの日々の仕事があります。在庫をにらみながら「今週の特売品」などの写真を、TOPページの目立つところに並び替えてセールスコピーを掲載したり、お客様に日々配信するメールマガジンの記事を書いたり……と、診療の片手間にできるものではありません。「ネット通販システムの運用」には、それなりのコストもかかりますので、月に歯ブラシが数十本売れたところで、利益など出るはずもないのです。

第1章　ウェブサイトを企画する前に目的を明確に決めておく

知って得する知恵袋⑥

電子商取引の形態

　一昔前は電子商取引というと、銀行間の資金移動やメーカーと商社との間の取引など、特定の企業間に限定された取引が一般的でしたが、電子商取引がインターネットという公衆のメディア上に広まると、原料や部品の調達はもちろん、航空券の手配やホテル予約、人材の仲介・斡旋などといったさまざまな分野において、不特定多数の企業間での商いが定着しました。

　こうした企業間における電子商取引の形態は、よく**B２B**（Business to Businessの略）と呼ばれます。

　これに対し、ここ数年で爆発的に裾野が広がっているのが**B２C**（Business to Consumerの略）という形態です。楽天やYahoo!の巨大なモールは誰もが知っていると思いますが、最近、大手スーパーが取り組んでいるネットスーパーや、オンライン証券の類も、このB２Cに入ります。

　さらに、消費者同志の商取引である**C２C**（Consumer to Consumerの略）という形態も、ネットオークションサイトの流行を受け、急速に一般化しました。日々の生活に活用されている先生方も多いのではないかと思います。

10 趣味・道楽として

稀ですが、歯科医療に関することなどにはほとんど触れることもなく、ただひたすら自分の趣味・道楽の世界を、ウェブサイト上に展開されている先生がおられます。

ご自身の絵画や写真などといった芸術作品のギャラリー、俳句・川柳などといった文学作品の発表の場、釣った魚の写真や骨董コレクションの展覧、囲碁・将棋の対局記録、サッカーチームの活動日記などさまざまですが、こうした個人の趣味・道楽のウェブサイトは、インターネット上に無数に存在します。

あえて歯科医師が、歯科医院のウェブサイトにこうしたコンテンツを構築するメリットは何でしょうか？ それは「歯科医院は行きたくないところ、恐ろしいところ」という、患者さんのイメージを考えると、先生のなかなかうかがえないバックグラウンドを、こうした形で露出することは、歯科医院のPRとして一定の効果が期待できることです。

ウェブサイトを見た同じ趣味を持つ患者さんが嬉しそうに来院したという話は、実際珍しいことではありません。あまり行きたくないところなら、せめて同じ趣味を持つ、馬が合いそうな先生に診てもらいたい、そんな素朴な気持ちからのことでしょうか。

32

第1章　ウェブサイトを企画する前に目的を明確に決めておく

11 その他の目的でつくるウェブサイト

これまで実際に相談を受けたことのある、それ以外の目的の事例です。

・自分のインプラントのオペをネットで動画配信したい
・待合室の混雑具合をライブカメラで中継したい
・診察予約システムをウェブページ上に開設したい
・歯科医師向けのコンテンツをつくって、業界各社からの広告収入を得たい
・患者さんに写メールで撮った歯の写真を送ってもらうサイトがほしい
・問診票システムを稼動させたい
・治療料金の見積りシステムを稼動させたい……などなど

これらの中には、実際に形になって稼動しているものもありますし、実現しなかったものもあります。現実に多くのご相談があり、簡単にできそうで、なかなか実現しないのが診察予約システムです。すでにこうしたニーズを見越して、多くのシステム開発会社が歯科医院向けに予約のシステムをネット上で提供していますし、そのためのパッケージソフトもすでに存在しています。しかし、予約管理の方法は、歯科医院によりさまざまで、レ

ディメイドのパッケージがそのままで使いものになることは少ないようです。

とりわけ問題なのは、予約台帳の扱いです。ネットで予約を受ける以上、すべての予約状況はネット上で管理しなければ意味がありません。予約受付業務の多くは、診察終了後に受付窓口で行われているはずです。電話での診察予約も日々あるはずです。

こうした業務をすべてウェブ上の台帳をベースに行い、リアルタイムにそのウェブ上の台帳を更新できるかどうか。そして、空いている時間に患者さんが自分の都合だけで勝手に予約を入れて大丈夫なのか……などということを考えると、全自動のシステムはかなり大きな規模のクリニックでないと、実現は難しいようです。

患者さんからウェブ上でうかがった第1希望から第3希望くらいまでの日時を、スタッフが受け取って判断をした上で、改めてメールなどで患者さんに返答する、そんな半自動のほうが、中小規模の歯科医院では現実的なのかもしれません。

以上、ウェブサイト開設の目的についてさまざまな事例を紹介してきました。100人の先生がいたら、その目的も100とおりあって当然です。ウェブサイトを作って何がしたいのか。ぜひ先生方それぞれの目的を、じっくり考えてみてください。

ウェブサイト開設の目的（Why）の重要性を理解していただいたところで、明確にすべき6W2Hについて、復習と予習を兼ねて、次にまとめておきます〔図表2参照〕。

第1章　ウェブサイトを企画する前に目的を明確に決めておく

〔図表2〕　　ウェブサイトの企画を依頼する前に6W2Hを明確に

> Why　（なぜ、何のため）　　　　（P16〜）

　純粋な広告媒体とするウェブサイト／名刺・リーフレットの延長として／求人媒体として／診療説明ツールとして／啓蒙活動の場として／主義・主張の表現の場として／学術情報の発表の場として／物品販売を行うために／趣味・道楽として／その他

> Whom/What（誰に対して何を）　　（P38〜）

　不特定多数の市民を対象に見せる／来院してほしいターゲットに見せる／来院している患者さんに見せる／地域住民に見せる／歯科医療関連従事者に見せる／役所に見せる／クローラー（ロボット）に見せる

> Who/ Where(誰が、どこで)　　　（P53〜）

　運営主体は誰か／ドメイン名は取得するのか／ドメイン名の種類とサイト運営主体との関係

> When（いつ）　　　　　　　　（P60〜）

　扱う情報の鮮度と更新の頻度／ウェブサイトを更新するのはどんな時か

> How/How much（どんな方法で、いくらで）　（P62〜）

　表現の手法と制作コスト／「Flash」の使い方／ブログの活用／携帯電話向けのコンテンツ／地図サイト・動画サイトの活用

第2章

ウェブサイトの対象・使用ドメイン名・制作コストを決めておく

1 不特定多数の市民を対象としたウェブサイト

 せっかくつくるウェブサイトですから、多くの方に見てもらいたいと思うのはごく当たり前のことですが、不特定多数の市民を対象としたウェブサイトとは何でしょうか？

 あえて目的別にいえば「啓蒙活動の場としてのウェブサイト」「趣味・道楽としてのウェブサイト」が該当するでしょう。しかし、それらも厳密にいえば、前者は口腔衛生に興味のある方たち、後者はその趣味の分野に興味ある方が閲覧対象者です。

 「名刺代わりのウェブサイト」はどうでしょう？　一見、不特定多数向けのようですが、名刺と同様、実際に会ってURLを渡した人、あるいはこれから渡すであろう人しか、閲覧対象にはなりません。逆にいえば会ったこともない、あるいは歯科医院の名前も場所も知らない人が、いきなり名刺代わりのウェブサイトに、アクセスするようなことは考えにくいし、それを期待すべきでもありません。

 ウェブというメディアはその特性上、ウェブの目的が明確であればあるほど、閲覧対象者が自ずと絞り込まれます。発信側は、そうしたウェブの特性を常に意識して、コンテンツの構築を行う必要があります。

第2章　ウェブサイトの対象・使用ドメイン名・制作コストを決めておく

知って得する知恵袋⑦

ウェブは「PULL型」メディア

　ウェブは「PULL型」のメディアとよくいわれます。「PULL型」とは、閲覧者が自分で目的のコンテンツを能動的に引っ張ってはじめて閲覧が可能となるものです。これをテレビのように勝手にコンテンツが届く「PUSH型」と比較すると、その特性がよくわかります。

　「PULL型」と「PUSH型」で、違いがもっともハッキリ現れるのが広告です。次々と新しい手法が現れるインターネット上の広告は、年々その規模を拡大し、2004年にはラジオの広告費を、2006年には雑誌の広告費を追い抜いて、テレビ・新聞に次ぐ媒体にまで成長しました。

　ネット広告の分野で、CPCという言葉があります。コストパークリック（Cost Per Click）の略で、ネット上の広告を誰かがマウスで1回クリックするたびに、広告主に課せられる単価を意味しています。その単価は、業種やキーワードによって1000円を超えることも珍しくはありません。

　「クリック1回1000円！」というと、たいがいの方は驚かれると思います。しかし、ある特定の分野に対して高い興味をもった方に、自らの意思でサイトにアクセスしてもらうための費用ととらえるとどうでしょうか。無差別にばら撒くDMの非効率性と比較すると、それほど高くはないことが想像できると思います。ネット広告に関しては、第6章でもう少し詳しく触れます（P165参照）。

2 来院してほしいターゲットに見せるウェブサイト

 医院の経営戦略として「どんな患者さんに来院してほしいのか?」を明確にすることは基本中の基本ですが、ウェブサイト構築においてもそれはまったく同じです。

 こうした切り口で歯科医院のウェブサイトを眺めて、最近著しく目立つのが、若い女性をターゲットとしたホワイトニング専門のウェブサイトです。このサイトは、どこもイメージを前面に押し出す広告手法が主流のようです。

 たとえば、モデル女性のイメージ写真に加え、その歯科医院を指す名称として「エステ」「サロン」「ショップ」といった単語の使用が目立ちます。中には「歯科」という単語がまったくどこにも掲載されず、医療とはまったく無関係を装ったサイトさえあります。こうしたウェブサイトは、その内容の良し悪しはともかく、その手法には参考となることがたくさんあります。

 「こんな患者さんに来院してほしい」ということが明確になったら、まずターゲットとなる患者さんを、地域・年齢・性別・診療内容などの観点から具体的に分類してみることです。自院の患者リストを分析すれば、現状のおおよそのターゲット層は簡単に割り出せ

40

るはずです。

次に、現状を踏まえた上で、これから来院してほしい患者さん、積極的にお付き合いしたい患者さん像をイメージしてみることです。

職業・趣味・服装・ライフスタイルなど、具体的に人間像をイメージすることができるでしょうか。もしそれが明確にできるのであれば、よりリアルにするために名前もつけてみます。

「福田純一郎・男性・横浜市鶴見区在住・32歳・大学卒・地方公務員・独身・趣味は草野球……」など。そして、福田さんの1週間の行動パターンを、シミュレーションしてみます。

福田さんの人間像が見えてきたら、1人ではちょっと寂しいので、もう少しメンバーを増やしてみます。10人くらいメンバーが集まるとよいですね。そうして集まった彼らにアピールするウェブサイトは、どんな内容でしょうか。中核となるコンテンツ、使用すべき言葉づかいや色づかい、文字の大きさ、ページ構成から、ビジュアルデザインについてまで、さまざまな要素を一つずつ検証してみましょう。

3 来院してほしいターゲットの家族に見せるウェブサイト

来院してほしいターゲットの家族とは、主に子供とお年寄り、とくに子供を持つお母さんです。一般に費用も時間もかかる治療の場合、多くの方が下調べに時間を費やしますが、その顕著な例が、子供の矯正治療のためにネットで情報を集めるお母さんです。

お母さんたちは、数多くのウェブサイトを読み比べて、日々研究を重ねます。一通りの品定めが終わったお母さんは、やはり矯正治療が必要な子供を持った同じ立場のお母さんたちと、BBS（インターネット上の掲示板）や、mixiなどのSNSと呼ばれる会員制のコミュニケーションサイトを通じて情報交換を開始します。その情報交換の場には、すでに治療を終えた先輩のお母さんもいて、後輩のお母さんにアドバイスを与えます。

いよいよ子供の矯正治療が始まると、その過程は日々ブログに掲載され、そこにはまた後輩である新米のお母さんが集い、新たなコミュニティが形成されるのです。ネット上のこうした日常に、先生方がどう接するのが得策かは意見が分かれますが、医療主体がそうしたコミュニティに直接参与したり、場を提供したり、自ら主催したりすることで、イニシアチブをとる戦略を実践しているケースもあるようです。

第2章　ウェブサイトの対象・使用ドメイン名・制作コストを決めておく

> **知って得する知恵袋⑧**

ネット上での消費者行動モデル〈AISCEAS〉

　歯科医院を探すにあたっての行動パターンは、母子の組み合わせにおいてとくに顕著な形で現れることから、その対策の必要性を本文で取り上げましたが、本来は夫の治療でも、自分の治療でも本質的に差異はありません。

　AISCEASと呼ばれるインターネット上での消費行動を表したモデルがあります。このモデルによると、私たちの行動は次の図のような7つのステップに分かれるとされています。

ネット上での消費者行動モデル　AISCEASの法則

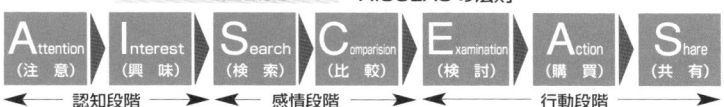

| **A**ttention（注意） | **I**nterest（興味） | **S**earch（検索） | **C**omparision（比較） | **E**xamination（検討） | **A**ction（購買） | **S**hare（共有） |

←　認知段階　→　←　感情段階　→　←　行動段階　→

　この一連のステップは、医療を真剣に求める人びとの行動にもそのままあてはまります。モデルの中の検索・比較・検討・共有というプロセスは、ネットによりもたらされた新たなものとして注目されているようですが、これはずっと昔からお母さんたちによって行われてきた井戸端会議が、ITの力で少々形態を変えたにすぎません。

　いずれにしても、お母さんから子供の診療に関する問い合せやカウンセリング予約の電話があったら、電話をかけるという行動に至るまでに、そのお母さんがさまざまな場で情報を集めてきたことを念頭におく必要があります。

　実際に「BBSを開設したい」という相談も頻繁に受けますが、BBSの運用はリスクも伴います。主催者サイドで覚悟を決めて、しっかりとした運営体制が構築できていない限り、おすすめはしていません（BBSに関してはP178参照）。

43

4 来院している患者さんに見せるウェブサイト

ウェブサイトを、現在、来院している患者さん、以前に来院したことのある患者さんに対して、情報提供やコミュニケーションのツールとして活用したいというニーズもたくさんあります。

スタッフの手づくりによるニュースレターを定期的に発行して、患者さんに配布している歯科医院もありますが、これはそのウェブ版といったところです。

中には、そんなに提供できるような情報がないからムリだ、という声を聞くこともありますが、そんなことはありません。

どんな歯科医院でも、「診療時間が変わりました」「◯月◯日は学会出席のため休診です」といったお知らせをはじめ、「新しい診療機器を導入しました」「新しいスタッフが入りました」「診療所の庭に梅がきれいに咲きました」「こんなセミナーに参加してきました」「最近、こんな本を読みました」「◯◯小学校の歯科健診に行ってきました」「スタッフの◯◯さんが結婚しました」「月に1回、スタッフと一緒にこんな勉強会をやっています」「そろそろ確定申告の時期です。忘れず医療費控除を受けましょう」……など、

第2章　ウェブサイトの対象・使用ドメイン名・制作コストを決めておく

患者さんに知らせておきたい情報や、発信しないかぎり、患者さんには伝わらない情報はたくさんあるはずです。

こうしたコンテンツは、定期的なメールの配信と組み合わせることで、リコール促進のツールとしても非常に有効に機能します。そのためにも、頻繁な情報提供は、ぜひご自身で更新できる体制を整えておきたいものです。

更新の作業にあたっては、ご自身でウェブページに使われる「HTML」という言語を操ることのできる先生もいますが、多くの先生にとって、この「HTML」はちょっと敷居が高いかもしれません。頻繁に更新される特定のページは、自分で簡単に更新できるように、管理画面を設けてもらうのがよいでしょう。これは、ウェブサイト設計の段階で、業者にお願いしておく必要があります。

すでにウェブサイトを開設している場合は、別途ブログを開設するのもおすすめです。その場合、歯科医院のウェブサイトに、ブログへのリンクメニューあるいはリンクバナーを設けるのはもちろんですが、逆にブログの本文からも、機会あるたびに歯科医院へのリンクを行うようにします。このことは検索サイトでの表示順位にも関係します。詳細は第6章で詳しく解説します（P161参照）。

45

5 地域住民に見せるウェブサイト

オフィス街や商業地区の歯科医院にとってのウェブサイトは、いかに一見さんに対してアピールできるかが大きなポイントです。これは、住宅地で開業している先生の場合も同じですが、住宅地の医院は、地域住民にとっての日常生活の場そのものであり、そのウェブサイト設計・運営には、地元の地域コミュニティとの関係が重要となります。

とくに、先生の住居と診療所が同じ敷地にある場合、住民の多くは先生の顔をよく知っています。子どもの頃の先生を知っている方が、たくさん住んでいるかもしれません。地域の方にとっては「あそこの歯医者の先生」なのです。そんな先生が、地元コミュニティで、どんな活動を行っているかを、近隣の方はどのくらい知っているでしょうか？

「地元の学校における健診」「乳幼児健診」「各種の成人健診」「休日夜間の当番医」など、歯科医療に直接にかかわることはもちろん、「8020運動の一環として文化事業に携わっている」「地元青年会議所のメンバーとして活動している」「歯科医師会野球チームでサードを守っている」などといった、地元コミュニティとかかわりの深い先生の一面が必ずあるはずです。どれも、発信しなければけっして伝わらない情報です。

第2章　ウェブサイトの対象・使用ドメイン名・制作コストを決めておく

知って得する知恵袋⑨

地元コミュニティサイトと互恵関係を

　先生がお住まいの地域に、どんな地元コミュニティサイトがあるかご存知でしょうか？

　広域性を最大の特長とするインターネットにおいて、地域限定のコミュニティサイトというのは、ちょっと矛盾するように思われますが、実に多くのローカルなウェブコミュニティサイトが各地で元気に活動しています。

　地元の役場が主催しているケース、商工会議所など団体の有志が主催しているケース、新聞社や放送局、ミニFM局などが主催しているケースなどさまざまです。

　こうしたサイトの多くは、地元のさまざまな情報を、地元の方にもっと知ってもらうことを目的に活動を行っています。そんな地元の元気なサイトと、ネット上でも上手な関係を築きたいものです。上手な関係とは、単にリンク集のリストに歯科医院を加えてもらうとか、広告バナーを掲載するというようなことだけではありません。インターネットは、その歴史やウェブという言葉の由来からいっても、分散する自立した個々の主体が、さまざまな形で協調することによって発達してきたのです。

　まずは、コミュニティサイトに掲載された情報の特定のキーワードの参照先としてでもかまいません。地元の口腔衛生を支える歯医者さんとして、地元のウェブ上の互恵関係に加わることができたら素晴らしいですね。

6 歯科医療関連従事者に見せるウェブサイト

歯科医院が自らのウェブサイトで、歯科医療関係者向けのコンテンツを掲載するのは、次のようなケースです。

・求人情報
・学術論文
・主宰する研究会／スタディグループのPR
・セミナー／講演会などのPR
・執筆した書籍のPR
・CTスキャン代行撮影のPR
・特許関連情報の開示
・院内技工所（通常は別会社）の受注PRなど

求人情報と学術論文については前述のとおりですが、それ以外のPRコンテンツについてはどうでしょう。

患者さん向けのPRとしても有効ですが、その分量があまりに多くなると、ウェブサイ

第2章　ウェブサイトの対象・使用ドメイン名・制作コストを決めておく

知って得する知恵袋⑩

ウェブブラウザとは？

　インターネットエクスプローラやサファリ、ファイアーフォックスなどといったウェブブラウザのことを一般に「ウェブ閲覧ソフト」と訳すことが多いようですが、本来のニュアンスはちょっと違います。

　ブラウズ（browse）という言葉は、スポーツ新聞の見出しを斜め読みするぐらいの意味しかありません。このウェブブラウザという名称は、マウスをカチカチクリックしながら、興味のありそうなコンテンツ、自分にとって有益と思われるコンテンツを直感的に探し歩くという行動パターンを、実に的確に表現しています。

　ウェブサイトの価値を評価する指標に「サイト滞在時間」とか「直帰率」というものがありますが、こうした指標が存在すること自体、訪問者に一定の時間ウェブサイトに留まってもらうことがいかに難しいかを如実に表しています。

　コンテンツが増えることはもちろんマイナス要因でないのですが、それによりターゲットがぶれてしまわないよう、十分注意が必要です。

ト閲覧者の対象がボケてしまいがちです。難しそうな専門用語がたくさん並んでいるだけで、多くの方は「自分とは関係ないウェブサイトだ」と感じて、すぐにサイトを離脱していきます。

　先生の著書やセミナー等に関する情報を、歯科医療関係者向けに積極的に露出したいのであれば、一般向けとは別立てにするか、一般向けウェブサイトの片隅に「医療関係者の方へ」というメニューをつくり、その飛んだ先の別ページの中で詳細を載せるべきです。

7 ロボットに見せるためのウェブサイト？

サイバー空間を日夜徘徊しながら、ウェブサイトの情報を収集するクローラー（ロボット）については前述しました。サイバー空間には、そうしたロボットに閲覧されることだけを目的につくられたウェブサイトがあり、その代表がリンクファームとクローキングです。

ロボットが検索順位を決定する一つのアルゴリズムに、リンクポピュラリティと呼ばれるものがあります。これは、他のウェブサイトから自らのウェブサイトに対し設定されているリンクの数と質を、ロボットが評価するということなのです。

たとえば先生のウェブサイトが、他の多くのウェブサイトからリンクされている場合、先生のウェブサイトはみんなが見たいウェブサイトであるというのが"リンクの数"です。一方、人気が高いウェブサイトからリンクをされているウェブサイトは、リンク元同様に、質の高いウェブサイトであると評価されるのが"リンクの質"です。引用されることの多い論文は、質の高い論文であるとたとえれば、わかりやすいでしょうか。

これを逆手に取ったのがリンクファームで、ロボットに読ませるための膨大なリンクのリストを制作し、リストに掲載されたウェブページの評価を恣意的に上げるものです。

50

第2章　ウェブサイトの対象・使用ドメイン名・制作コストを決めておく

知って得する知恵袋⑪

クローキングとは？

　GoogleのＵＲＬは http://www.google.com/ です。これをブラウザのアドレスの欄に入力すると、Googleの日本語版のページが表示されます。この時点で不思議に思われる方もおられるでしょう。

　Googleは日本の会社ではなく、全世界規模で事業を展開している企業だからです。http://www.google.com/ と指定するだけで、なぜ日本語のサイトが表示されるのでしょうか？　これはGoogleが、アクセス元の地域を判別して配信する言語を自動的に切り替えているからに他なりません。

　こうした仕組みを利用して、ロボットがアクセスしてきた時だけ、あらかじめ用意しておいた「ロボットに見せるためのウェブサイト」を配信するというテクニックがクローキングと呼ばれているものです。

　リンクファームとクローキングは、双方ともに検索サイトのシステムを欺くものであり、検索サイト側から見れば、迷惑行為そのものであることは明白です。

　こうした手法が発覚して、ペナルティを科せられるケースも多発しています。この場合のペナルティとは、検索サイトの表示結果から駆逐されることを意味します。

　歯科関連のスタディグループのメンバー同士が、お互いにリンクを設定しあっているケースはよく目にしますが、度を越せばリンクファームと目される可能性もありますので、十分ご注意ください。

8 役所に見せるウェブサイト？

ウェブサイトで、上場企業が財務情報を公開するのはもはや当たり前で、その流れは地方自治体や各種公益法人へと広がっています。こうした情報開示の潮流は、最近では、その矛先が一般開業医にも向けられるようになってきたようです。2007年4月1日に施行された改正医療法には、次のような条文があります。

――（医療法第二章第一節第六条項の三）病院、診療所又は助産所（以下この条において「病院等」という）の管理者は、厚生労働省令で定めるところにより、医療を受ける者が病院等の選択を適切に行うために必要な情報として厚生労働省令で定める事項を当該病院等の所在地の都道府県知事に報告するとともに、当該事項を記載した書面を当該病院等において閲覧に供しなければならない――

実際の運用では、ウェブサイトを利用して閲覧に供することも可能とされていて、すでに多くのホームページ制作業者が、この法律への対応を売り文句に営業活動を行っています。「とりあえず都道府県の役人に対して、その所在を報告することが開設時の主要目的」といったウェブページも、数多く存在しています。

第2章　ウェブサイトの対象・使用ドメイン名・制作コストを決めておく

9 運営主体が明確なサイトと不明確なサイト

新聞を発行しているのはいうまでもなく新聞社であり、テレビを放送しているのはテレビ局です。では、ウェブサイトを運用している主体は何でしょうか？

たとえば、朝日新聞社のウェブサイトを閲覧している場合、そのウェブサイトの運営主体は、まぎれもなく朝日新聞社であり、そこに書かれた記事は朝日新聞社が提供するものです。では、Yahoo! (http://www.yahoo.co.jp/) に掲載されたニュースはどうでしょうか？ たくさんのニュースの見出しが時系列に並んでいますが、ほとんどの場合、ニュースを提供しているのはYahoo!自身ではなく、国内外の複数の新聞社や通信社です。

記事をクリックするたびに、そのニュースソースが異なることを意識しながら、中身を読む方はごく少数でしょう。ウェブサイトの見た目からは、その運営主体がわからない、あるいはソースが明確でない場合がたくさんあるのです。

検索サイト goo (http://www.goo.ne.jp/) はいかがでしょうか？

このウェブの運営主体がNTTのグループ会社、エヌ・ティ・ティ レゾナント株式会社であるということを意識して使用する方も、ほとんどいないのではないでしょうか。

53

ましで個人のブログに至っては、ブログの主に関する情報が開示されていることのほうがきわめて稀なことです。ハンドルネームと呼ばれる〝あだ名〟を名乗るのがきわめて一般的ですし、ネカマ（ネット上のオカマ）と呼ばれる、性別を偽った運営主体すら珍しいことではありません。執筆家がペンネームを使うのは、ごく一般的なことですし、性別を詐称するのは、紀貫之まで遡ることのできる伝統（？）であり、これ自体は何ら問題となることではありません。

しかし、物品の売買が行われるようなウェブサイトでは、さすがにその運営主体が不明確では具合が悪いということで、「特定商取引に関する法律」によって運営主体を明示することが定められています。これらのことは、いずれもインターネットがもつ「匿名性」という特徴に起因する現象といえます。

では、歯科医院のウェブサイトはどうあるべきでしょうか？
ウェブサイト開設の目的が歯科医院のPRであったり、求人情報掲載であったりするならば、運営主体をアイマイにする理由はありません。

しかし、いかにも歯科医院のウェブサイトのようではあるが、その運営主体がよくわからないサイトに出会うこともたびたびあります。よく調べてみると、医療機器メーカーや販売会社が、自社の機器の顧客である歯科医院を知ってもらうために、あたかも歯科医院

第2章 ウェブサイトの対象・使用ドメイン名・制作コストを決めておく

が運営主体であるようなウェブサイトをつくっているケースであったり、各地の歯科医師会のウェブサイトのコンテンツの一部として、会員個別の立派なページをつくっているケースであったりします。

また、有料・無料を問わず、スタディグループや地元コミュニティサイトなどに対して、先生が自ら申し込んで制作してもらったウェブサイトも、すでにあるかもしれません。そうした他人が運用する歯科医院サイトと区別するためにも、自らつくったウェブサイトは、診療所の公式サイトであることを明確にすべきでしょう。

もし可能であれば、公式サイト以外のページの運営主体には、自分の公式サイトに対するリンクを掲載してもらうよう、お願いしましょう。そうすることで、非公式サイトには衛星サイトとして、公式サイトへの玄関口として機能してもらうと同時に、検索サイトに対してはリンクポピュラリティをアピールしてもらうことができます。

ブログを診療日記とか活動報告として活用するのであれば、ブログの運営主体はブログを書く個人とするほうが一般的です。

院長先生や歯科衛生士さんによるスタッフのブログはどうでしょうか？

とくに、歯科衛生士さんのブログの場合は、あくまでも本人が独自に、自らの意思で運営しているという雰囲気が大切です。ビジュアルデザインも、公式サイトとはちょっと趣を変え、ブログ主ご本人のカラーが出せたほうが楽しいですね。

10 ドメイン名を取得しないケース

インターネット上の住所に当たるのがURLです。

たとえば、日本歯科医師会のURLは、http://www.jda.or.jp/ですが、この中のjda.or.jpの部分がドメイン名と呼ばれるものです。独自にウェブサイトを開設するにあたっては、ドメイン名を申請し取得するのが一般的です。

あえて"一般的"と書いたのは、ドメイン名を取得しないケースもあるからです。ドメイン名を取得しないで、ウェブサイトを運用する場合は、次ページのような2つのケースがあります。

どちらのケースも、ドメイン名の取得および維持に費用がかからないのが最大のメリットですが、そのドメイン名の持ち主の会社や組織が破たんして、ドメイン名が使用不能になると、URLも使えなくなってしまうリスクがあります。

なお、サブドメインによるURLには、ウェブサイトの運用業者が供与するケースの他、スタディグループや歯科医師会などの組織が会員に供与する場合もあります。

第２章　ウェブサイトの対象・使用ドメイン名・制作コストを決めておく

知って得する知恵袋⑫

ドメイン名を取得しないでウェブサイトを運用する２つのケース

　ひとつは、プロバイダーのウェブサーバを使用することです。インターネットに接続するために、プロバイダーと契約すると、たいていの場合、プロバイダーがオマケで提供しているウェブサーバも、追加料金なしで使用することができます。

　この場合は、ドメイン名に関する費用だけでなく、レンタルサーバの費用をも支出することなく、ウェブサイトを公開することができますが、そこはあくまでもオマケのサービスです。独自のドメインを使用できない制限があるのがほとんどです。

　つまり、自分のウェブサイトを開設する際、自分の好きなＵＲＬを名乗ることができずに、たいていの場合は、プロバイダーのＵＲＬの後ろに文字が並ぶ、長いＵＲＬになってしまいます。たとえば、ＯＣＮと契約している場合ですと、http://www12.ocn.ne.jp/~satoudental/ というようなＵＲＬになります。それが nifty の場合ですと、http://homepage9.nifty.com/satoudental/ となります。

　もうひとつのケースは、ウェブ制作会社等が保有するドメイン名のサブドメインを使用する方法です。サブドメインとは、ひとつのドメイン名をさらに分割することです。具体的には、ドメイン名の左側に、ドットと任意かつユニークな文字列を加えて、ＵＲＬとして使用できる文字列をつくり出します。

　たとえば、dental-office.jp というドメインを所有している業者が、横浜デンタルオフィス様に対して、yokohama.dental-office.jp を、ホワイト歯科医院様には white.dental-office.jp を割り振って、ＵＲＬとして使用するケースがこれに相当します。この場合、dental-office.jp というドメイン名はその持ち主である業者のものですが、一度設定したサブドメインは、その業者と契約しているかぎり、排他的に使用することができます。

11 ドメイン名の種類とサイト運営主体との関係

取得したドメイン名は、更新を続けるかぎり、申請者が排他的に使用できますので、本格的なウェブサイトを開設する際には、独自ドメインを取得することをすすめます。申請手続きは業者がやってくれる場合もありますが、先生ご自身でも簡単に取得できます。

一口にドメイン名といっても、いろいろな種類がありますので、ここでは各種のドメイン名と、ウェブサイトの運営主体との関係について説明します。

日本歯科医師会のドメイン名（jda.or.jp）を例として取り上げてみましょう。このドメイン名の右端の「jp」は、もちろん日本を表しています。末尾に「jp」がついたドメイン名は、原則として日本国内に活動拠点を置く主体しか申請することができません。

「jp」の左の「or」は organization（組織）の略であり、会社や学校、地方自治体、政府組織以外の法人に割り当てられます。もし歯科医院のURLの末尾が「or.jp」であれば、その主体が医療法人であることを意味します。ちなみに、「co.jp」は会社組織であり、「ac.jp」であれば教育機関であることを意味します。これら「jp」がつくドメインは、株式会社日本レジストリサービスという組織により一元的な管理が行われています。

58

第2章　ウェブサイトの対象・使用ドメイン名・制作コストを決めておく

知って得する知恵袋⑬

ドメイン名の種類

　一番多いドメイン名は「.com 」つまりドットコムです。このドメイン名は、世界中のどんな個人や法人、任意団体、架空の主体であっても、自由に取得することができるドメイン名であり、多くの歯科医院も、このドメイン名を使用しているのはご存知のとおりです。
　「.com 」同様に、誰もが自由に取得できるドメイン名は、他に「.net」「.org」「.info」 などがあります。誰もが取得できるということは、ドメイン名だけから、そのウェブサイトの主体が推測できないことをも意味します。
　「.com 」や 「.net」に比べると「.co.jp」 や 「.or.jp 」は、かなり窮屈なものであると感じられる方もおられるでしょう。申請資格が厳格なだけでなく、1つの組織は1つのドメイン名しか取得できない制限もあります。そうした不便さのせいか、日本国内で申請・取得された「.com」 や 「.net」 などの汎用ドメイン名の数が、「.co.jp」や「.or.jp 」などの国内のドメイン名の数を上回ってしまうことが起きました。
　これを受け、2001年に登場したのが「.jp 」という汎用ドメイン名です。汎用JPドメイン名と呼ばれるこのドメイン名は、日本国内に本拠地を置く個人・法人等であれば、誰でも自由に申請・取得することが可能です。

　以上、簡単にドメインの種類をご説明いたしました。他にも「.tv」とか「.co」など、自由に取得できるドメインはたくさんありますが、よほど何か特殊な事情がないかぎり、歯科医院が一般的に使うのは「.com」「.net」「.info」「.jp」、そして医療法人であれば「.or.jp」のどれかではないかと思います。
　取得するドメインの種類が決まったら、左側の自由に指定できる文字列と組み合わせて、そのドメイン名が空いているかどうかの確認作業に入ります。ご希望の組み合わせが誰にも使われていなければ、申請・取得が可能ですが、文字数のあまり長いもの、スペルがわかりにくいもの、覚えにくいものは避けるべきです。簡潔で覚えやすいものがよいでしょう。
　なお、ドメイン名についてさらに詳しい情報を知りたい方は、日本ネットワークインフォメーションセンター(JPNIC)のウェブサイト(http://www.nic.ad.jp/ja/dom/basics.html) をご参照ください。

12 ウェブサイトを更新するのはどんな時か

「ウェブサイトは、どれくらいの頻度で更新しなければならないか？」という質問を受けることがよくあります。

どのような目的のウェブサイトであっても、掲載している情報に変化が生じた際には、発信する情報の鮮度を保つために更新が必要です。

名刺を作り変えるのは、いうまでもなく名刺に書かれた情報に変更が生じた時です。つまり、会社や医院が移転した、市町村合併により所在地情報が変わった、電話番号が変わった、配転・昇進等で肩書きが変わったなどという場合です。

もしウェブサイトの運営目的が「名刺・リーフレット」代わりであれば、ウェブサイトの更新のタイミングについても、まったく同じことがいえます。

しかし、歯科医院のPR手法として、ウェブサイトで歯科医院の活動報告を行う場合はそうはいきません。活動報告であるかぎり、何らかの動きがあるたびに報告するのが当たり前ということになります。ウェブマスターの方針にもよりますが、それは週1回かもしれませんし、毎日かもしれません。

第2章 ウェブサイトの対象・使用ドメイン名・制作コストを決めておく

実際、毎日ウェブサイトを更新している歯科医院はたくさんあります。逆に、もしそれができないとなると、何も活動していないと見なされても仕方がありません。もっといえば、それができないのであれば、最初から活動報告というようなコンテンツは作るべきではありません。コンテンツの放置は、即マイナス広告として機能してしまいます。

長い年月を要した矯正治療が終わった際に、患者さんのためにプチパーティーを催す歯科医院さんがあります。そして、喜びに満ちた患者さんの顔写真とコメントをウェブサイト（もちろん患者さんの承諾を得た上で）に公開するケースも多々あります。こうしたケースで、情報の鮮度が保たれるのは治療終了後どれくらいの間でしょうか？

プチパーティーから戻った患者さんは、その嬉しさを家族や友人に対して「矯正歯科の先生やスタッフの方にも祝ってもらったんだよ！」と伝えることでしょう。そんな時点で、すでにウェブサイトにその患者さんの喜びの写真とコメントが載っていたら、その宣伝効果はどれほど強力でしょうか。

こんなケースでは、ぜひリアルタイムでの情報更新を心がけたいものです。喜びさめやまぬ患者さんご自身が、そのウェブサイトを友人・知人に紹介してくれることでしょう。適時なコンテンツの更新は、リピーターの獲得につながるだけでなく、SEOとしても大きな効果が見込まれます。そのウェブサイトは活発に活動している、と見なされるからです。

13 動きのあるコンテンツ「Flash」とは?

学術論文や求人媒体を掲載するウェブサイトの画面が、チャカチャカ動くことはありません。それに対して、広告宣伝が目的のウェブサイトには動きの多いものが目立ちます。ウェブサイトのビジュアルに動きを与える方法にはさまざまなものがありますが、その代表で、現時点でのデファクトスタンダードは「Flash」と呼ばれる手法です。

「Flash」の最大の特長は、その柔軟性でしょう。柔軟性とは、何でもできるということです。極端なことをいえば、「Flash」を使ってゲームをつくることも可能であり、動きのない静的なウェブコンテンツをつくることも可能です。ですから、一口に「Flash」といってもその用途はさまざまです。

ここでは、歯科医院のウェブサイトで、実際にどのような「Flash」の使い道があるのかをご紹介しましょう。また「Flash」は、その用途と手法によっては非常に費用を食うクセモノでもあります。実際、大企業のウェブサイトのページを飾る「Flash」素材は、それ単体で制作費1千万円を越すものも珍しくはありません。次ページに、具体的な「Flash」の使い方を説明しておきます。

第2章　ウェブサイトの対象・使用ドメイン名・制作コストを決めておく

知って得する知恵袋⑭

「Flash」の使い方

①**扉ページ**／ウェブサイトにアクセスしたときに、さまざまなメッセージや画像が動的に現れ、それをひと通り見終わると、本編のページが現れるという使い方です。初めてアクセスしてきた方に対して、メッセージを半強制的に伝える方法として一般的ですが、リピーターにとっては邪魔な存在ともなりかねませんので、この手法を採用する際は、見る必要のない方のために必ず「SKIP」ボタンを設置しましょう。

②**タイトルバナー**／バナーとは、本来横断幕を意味する言葉ですが、ウェブサイト上でバナーというと、たいていは横長の長方形の形状をしたメッセージ性をもった画像のことを指します。この場合は、TOPページのタイトルとして使用する画像ということになりますので、この部分のみに動きを与えることもあります。

　決まった時系列に沿って、さまざまなメッセージや画像が現れ、ひと通りの表示が終了すると、動きが止まるようにしたり、一定の動きを永遠に繰り返すようにしたりすることができます。マウスの動きに反応したインタラクティブなタイトルバナーを見かけることもありますが、いずれも「Flash」でつくられることがほとんどです。

③**ユーザーインターフェース**／単に何かを見せるのでなくて、閲覧者が操作するリンクメニューや入力フォームとして「Flash」を使うこともよくあります。とくに、マウスの動きを感知してメニューの形状が変化したり、メッセージを出したりするのは「Flash」がもっとも得意とする分野です。しかし、あまりにも凝ったつくりのために、操作性が低下してしまっているケースも時々見受けられます。「Flash」を使うことで、見た目が華やかになるだけでなく、操作性も向上するように心がけてください。

　また、通販サイトなどで、お客様からデータを入力してもらったり、入力してもらった情報を元とした情報を表示する目的で「Flash」を使うこともあります。これにはいろいろな種類のブラウザソフトや、OSの違いによるウェブサイトの見え方の違いを吸収する目的もあります。

④**説明ツール**／う蝕ができるまでの過程や各種治療法の工程などの動的な説明ツールを「Flash」でつくることも、ごく一般的に行われています。口腔内写真をスライドのように見せることもできますし、アニメーションをつくって音を入れることも可能ですが、いずれもかなり時間とコストがかかる制作となります。この種の「Flash」素材の制作では、その仕様の策定、絵コンテの描き込みといった過程が欠かすことはできません。

　以上、4つのパターンをご紹介しましたが、これらはいずれもごく典型的な例です。先生のアイデア次第で、これまでにない新しいものがつくれる可能性もあります。「Flashでこんなものはつくれないか？」というアイデアがあったら、ぜひ業者にぶつけてみてください。

14 ブログの活用法

機動的なコンテンツ更新のためにブログを活用することがSEOにも有効であることは前述しました。ここでは、さらに違った角度でのブログの活用法を紹介します。

(1) ビジネスブログを参考にしよう

多くの企業が、公式サイトとは別に、ビジネスブログを運営しているのには理由があります。

公式サイトが、あくまでも公式で堅苦しいのに対して、ビジネスブログはユーザー目線での情報発信と情報交換、そして情報収集を目指しているのです。ブログ上でユーザーサポートをうまく行っている企業もありますし、商品のファンクラブ的なユーザーコミュニティを展開する事例や、各種プレゼントキャンペーンを展開する企業もあります。

その手法は、ネットならではの特性を生かした斬新なものが少なくありません。各種業界のビジネスブログをぜひ一度のぞいてみてください。少なからず参考になる事例があるはずです。

64

第2章　ウェブサイトの対象・使用ドメイン名・制作コストを決めておく

知って得する知恵袋⑮

ＲＳＳを上手に活用しよう

　ＲＳＳとはRich Site Summaryの略。ウェブサイトの更新情報を簡潔にまとめて配信するための仕組みのことをいいます。いかにも難しそうですが、無料で使うことのできるブログでも、ウェブサイトは最初からこのＲＳＳの配信に対応しています。

　ＲＳＳを閲読する方法はさまざまですが、インターネットエクスプローラーも、Ver.7からは、ＲＳＳフィードという受信機能を備えていますので、ブログをお持ちの先生は、ぜひ一度ご自身のブログにアクセスの上、フィードボタンをクリックしてみてください。簡潔にまとめられたブログのタイトルや内容が閲覧できます。

　公式ウェブサイトの外にブログをつくる場合、このＲＳＳを活用しない手はありません。たとえば、院長先生の稼動記録のブログのタイトルだけを、公式ウェブサイトのTOPページのＴＯＰＩＣＳの欄に、自動的に引っ張ってきて反映する仕組みをつくるとします。そうすると、先生がブログを更新するたびに、公式サイトのＴＯＰページには、そのブログのタイトルが勝手に反映され、ＴＯＰページが更新されるのです。

(2) ブログでコミットする

　ブログという公の場で「院内でこんな勉強会をやります」「来月はこんなセミナーに参加してきます」と宣言することで「さあ、公の場でコミットしてしまったからには必ずやらなければ……」となり、行動せざるを得なくなります。そして、その案件の実行過程や事後の報告や感想なども、ブログ上で行うこととなります。

　実際、ネット上には「今年こそ脱メタボ」「目指せTOEFL○○○点！」というブログがあふれています。他人に見せるというより、明らかに自分の目標達成のためであることは明白です。

15 携帯電話向けのコンテンツ

携帯電話でインターネットのウェブサイトが閲覧できるサービスが開始されたのは、わずか10年前です。この10年間で、携帯電話は「話す携帯」から「使う携帯」へと変化を遂げ、私たちのライフスタイルを大きく変えてきました。

当初、携帯電話向けのウェブコンテンツは、その通信速度、表示情報の少なさ、パケット料金の高さといった障壁もあり、PC向けのウェブサイトの簡略版というのが一般的でしたが、その後の市場競争と技術革新により、携帯向けのウェブサイトの位置づけもだいぶ変わってきました。すでに、携帯電話コンテンツの検索サービスも開始され、多くの方が携帯で情報を探し始めています。携帯電話向け検索サイトに登録されている歯科医院が多くないこともあって、携帯向けのコンテンツに力を入れている先生もいます。

一方、携帯電話のさらなる高機能化は、携帯電話向けのコンテンツ戦略をまったく覆す方向へも進化しています。iPhoneに代表される超高機能端末は、PC向けのウェブコンテンツがそのまま閲覧できてしまうのです。この流れは今後さらにすすむでしょうから、「携帯向け」という概念そのものがなくなってしまう可能性もあるかもしれません。

第2章 ウェブサイトの対象・使用ドメイン名・制作コストを決めておく

知って得する知恵袋⑯

携帯の閲覧行動の変化に目を向けると

　総務省が公表している調査資料によると、平成19年度末時点で、「ＰＣと携帯を併用してインターネットを利用する人」が全体の68％、5,993万人なのに対して、「ＰＣのみ利用」は16.7％の1,469万人、「携帯のみの利用」は11.3％の992万人という結果が出ています。

　この結果を、平成17年末のデータと比べると面白いことがわかります。携帯電話からしかインターネットを利用しない人口が、明らかに減ってきているのです。これは、従来携帯電話しか使用しなかった多くの方が、携帯とＰＣ双方を生活場面に応じて使い分けるようになったことを意味します。

　こうした状況の変化は、携帯のコンテンツを考える際の大きなポイントとなります。たとえば「移動中の電車の中では携帯で物色し、情報ソースを帰宅後にＰＣでじっくりながめる」あるいは「オフィスのＰＣで調べた歯科医院の近所まで辿り着いてから、携帯を頼りに場所を探す」といった、閲覧者の行動を予測することもできます。

　また、携帯電話ユーザーをウェブサイトへ誘導する方法も、新たな技術の登場によりずいぶん変わってきました。たとえば、①空メールによる自動返信、②ＱＲコード、③非接触ＩＣカードなどがそれにあたります。とくにＱＲコードは電車の中の広告や、街中の看板にも広く使われているのを、普段、ご覧になる機会も多いと思います。

携帯・ＰＣの閲覧行動の変化　　単位：％、万人

	平成17年末 人数	平成17年末 構成	平成19年末 人数	平成19年末 構成
ＰＣのみ	1,585	18.6	1,469	16.7
携帯のみ	1,921	22.5	992	11.3
ゲーム・テレビ等のみ	1	0.0	0	0.0
ＰＣと携帯	4,862	57.0	5,993	68.0
携帯とゲーム・テレビ等	7	0.1	6	0.1
ＰＣとゲーム・テレビ等	20	0.2	55	0.6
ＰＣと携帯とゲーム・テレビ等	133	1.6	296	3.4
再掲　ＰＣ	6,601	77.4	7,813	88.7
携帯	6,923	81.2	7,287	82.7
ゲーム・テレビ等	163	1.9	358	4.1
計	8,529	100.0	8,811	100.0

（総務省『平成19年通信利用動向調査（世帯編）の概要』より一部引用）

16 地図サイトを活用する

 歯科医院の所在を伝えるページに掲載する地図を制作するのは、なかなか手間とコストのかかる工程です。その場所をよく知っている先生からの情報(多くは手書きのFAX等)を頼りに制作することが多いのですが、制作者側はその場所をよく知らないわけであり、わかりやすい地図が出来上がるまでに、何度も先生とのやり取りが必要になることもあります。

 こうした状況を一変させたのが、GoogleMapに代表される地図を提供するサービス。ごく簡単な申請を行うだけで、無料で使うことができるため、爆発的に広がりました。

 地図サービスの最大の利点は、閲覧者が地図を自由に拡大縮小でき、東西南北にも動かせることです。これらの特長は、とくに鉄道の駅や幹線道路から遠く、あたりに目印になるようなものが少ないような場所を案内する場合に、大きな効果を発揮します。

 逆に駅の近くの歯科医院などの場合は、あえて地図サービスを使用せずに、従来どおりの手づくりの地図を書いたほうがよいこともあります。詳細な地図では情報が多すぎるので、目に付くような目印だけをまとめてデフォルメすることで、わかりやすい地図を制作します。どちらがよいかは先生ご自身で判断して、業者に指示してください。

68

17 動画サイトを活用する

　ストリーミングと呼ばれる技術があります。動画データを配信する技術のことで、ブロードバンドの普及により高画質な映像の配信ができるようになると、ドラマや映画などを配信するサイトもたくさん現れました。

　しかし、ストリーミングによる動画の配信を行うためには、動画の編集や加工といったさまざまな作業や、そのための設備が必要であり、一般の方には少々敷居が高かったかもしれません。

　ところが、「YouTube」や「ニコニコ動画」といった動画投稿サイトの登場によって、誰もがビデオカメラや携帯電話で撮影した動画データを、簡単に投稿できる環境が整ったのです。

　こうしたサイトが登場した当初は、テレビ番組や映画などの映像を、著作者に無断で投稿されることが大きな問題にもなりました。しかし、動画サイトは確実にユーザーを獲得し続け、今日では大企業は製品のデモを、映画会社は新作のプロモーションを、そして大学は名物教授の講義風景などを、動画投稿サイトを通じて配信することすら一般的となり

ました。

投稿サイトに投稿した動画データは、その動画サイトで閲覧できるのはもちろんですが、簡単な操作で、自分のブログなどに貼り付けることも可能です。動画素材を、ご自身のウェブサイトに使ってみたいという場合はぜひお試しください。

なお一般に、動画サイトに投稿したデータは、FLVという形式に変換されて配信されますが、やり方さえ知っていれば、閲覧者はこの動画データを保存して自由にコピーすることができてしまいますので、それが困るという場合は、動画投稿サイトは使用できませんのでご注意ください。

YouTubeのサービスが開始された当初、配信される動画の画質は、お世辞にもよいとはいえるものではありませんでした。しかし、Googleの傘下に入り大幅な機能アップがはかられ、大型テレビに接続しても鑑賞にたえうる画質での配信も始まりましたので、利用価値は高まってきています。

> 知って得する知恵袋⑰

動画コンテンツ制作の留意点

　投稿と配信が誰にも簡単にできるようになったとはいえ、それなりに企画・構成された高画質ビデオ映像の制作にかかる手間とコストは、従来の場合と変わりません。

　たとえば、歯科医院のＰＶ（promotion video）制作の場合を考えてみましょう。何度かのプレゼンと企画会議を経て、映像表現のアウトラインが絵コンテレベルで決まるところまで行き着いたとします。コストを削減するために役者は使わずに、先生や歯科衛生士さんなどのスタッフが出演することも決定しました。その上で、関係者すべての予定を調整して撮影予定日を決定します。

　撮影当日にはディレクター、カメラさん、照明さん、音声さん、そしてメイクさんなどがやってきます。リハーサルを行い、何回か本番テイクを繰り返して滞りなく撮影が済んだら、撮影した素材を持ち帰り、オフライン編集作業の開始です。歯科医院関係者を交えての試写会を兼ねた打ち合わせを経てＯＫが出たら、編集スタジオでのオンライン編集です。必要なタイトルやテロップなども入って完パケ（マスター）の出来上がりとなります。

　さて、ここまで、その道のプロフェッショナルが何名どのくらい拘束されることになるでしょう？　人件費だけを単純計算しても、１０万円や２０万円では済むはずもないことがご想像いただけるはずです。

18 そして How much

一口に歯科医院のウェブサイトといっても、人それぞれにさまざまな運用目的があることをご説明してきました。運用目的が違えば、ページ構成や内容、ターゲット、そして表現方法もまったく違うわけで、その制作コストもまったく異なってきます。

さて、問題はそれをいくらでつくることができるかです。

「何のために、誰に対して、何を、どのようにして、見せるのか」という根本的なコンセプトが、ウェブサイト制作の企画には必要不可欠ですが、ウェブサイトの制作コストを左右する最大の要因は、このコンセプトとはあまり関係はなく、むしろその制作の過程と深い関係があります。

「どうやってつくるか」で、コストが大きく変わるのです。制作の手順に関する詳細は第3章でご説明します。

「ウェブサイトは、いったいいくらでできるのか？」という、先生方の一番知りたい質問に対するアンサーも、第3章以下で徐々に解き明かしていきますので、今しばらくお付き合いください。

72

第3章

ウェブサイト開設までの工程をしっかり理解する

1 基本コンセプトを決定する

ウェブというもの自体が世の中に現れてまだ20年弱。そのためか、ウェブ制作を事業展開している会社は、グラフィックデザイン系やシステム開発系など、異業種からの参入が多く、イベント企画、広告代理店、マーケティング、映像制作、印刷・出版、システム設計、通信事業者など、さまざまな業界の出身者が現場で働いています。

ですから、ひと言でウェブ制作会社といっても、その組織や人材の専門分野により、得意分野・不得意分野が分かれているのが実態です。前述のように、基本コンセプトを「ウェブ制作会社と話をする前に固めておきたい」という理由がここにあります。

ウェブ制作会社の営業担当者が「何のために、誰に対して、何を、どのようにして見せるウェブサイトなのか」といったレベルで、建設的な提案をしてくれることは期待できません。その業者が得意とする方向へ、基本コンセプトも流れてしまうのが一般的です。

「こういうターゲットを集める広告のサイトをつくりたい」などと、コンセプトを明確に提示できれば、業者同士の横のつながりで、「それでは、広告代理店A社の担当者をご紹介します」と話が発展し、ムダな時間とコストを削減できることにもなります。

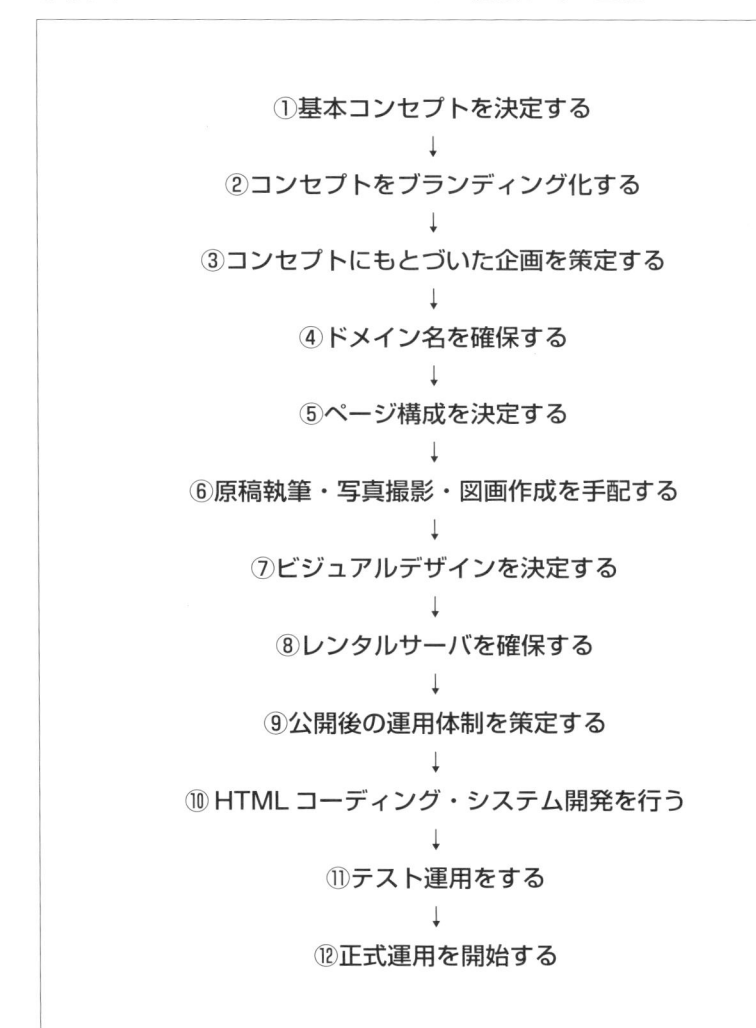

第3章　ウェブサイト開設までの工程をしっかり理解する

〔図表3〕　　　　　　　ウェブサイト開設までの工程

①基本コンセプトを決定する
↓
②コンセプトをブランディング化する
↓
③コンセプトにもとづいた企画を策定する
↓
④ドメイン名を確保する
↓
⑤ページ構成を決定する
↓
⑥原稿執筆・写真撮影・図画作成を手配する
↓
⑦ビジュアルデザインを決定する
↓
⑧レンタルサーバを確保する
↓
⑨公開後の運用体制を策定する
↓
⑩HTMLコーディング・システム開発を行う
↓
⑪テスト運用をする
↓
⑫正式運用を開始する

2 コンセプトをブランディング化する

「ブランディング」とは、ロゴやブランド名、パッケージ、キャッチフレーズ、キャラクターなどのブランド要素を、ブランド価値として人びとの意識に定着させる活動です。松下電器産業がグローバル戦略の一環として、社名をブランド名に統合すべく「パナソニック（Panasonic）」に変更したのは記憶に新しいところです。

最近は各地で開催されている歯科医院経営セミナーでも「歯科医院のCI戦略」とか、「歯科医院のブランディング」といったテーマが取り上げられており、その重要性を認識されている先生も多いと思いますので、ここではウェブサイトの運用に的を絞って「ブランディング」の説明をしていくことにします。

「歯科医院規模でブランディングなんて……」とお思いの先生もいるかもしれません。たしかに個人開業の歯科医院のブランド価値を、消費者の意思決定や消費行動の誘発要因にまで育て上げるのはけっして容易なことではありません。しかし、各種ブランド要素を検索キーワードとして育てることは十分可能です。

前章で「AISCEAS」（43ページ参照）というモデルについて触れましたが、人びとの能

第3章 ウェブサイト開設までの工程をしっかり理解する

動的な行動は「検索」がスタートです。ところが、検索サイトに登録された歯科医院情報の現状は、同じ名前の同業者があまりにも多すぎて、正式名称である医院名が検索キーワードにはなり得ない事態に陥っています。

歯科医師会の内規等により、名乗ることのできる歯科医院名が限られているケースもありますが、「院長先生の苗字＋歯科医院」という医院名の体裁と現状のウェブ検索システムとの相性は最悪です。先生の苗字が珍しいものであればまだしも、「佐藤歯科医院」や「鈴木歯科クリニック」が検索キーワードとして機能しえないことは明白です。

もしブランド要素が検索時に有効に作用するようになれば、その要素は AISCEAS モデルの最後「共有」の段階でもキーワードとして有効に作用し、次のサイクルへの善循環が生まれます。

所属する地元歯科医師会や学会・スタディグループが、会員に対し統一ブランド要素を提供しているケースがあります。学会等が会員に対して、そのロゴを会員のウェブサイトに掲載し、会のウェブサイトにリンクを設定するよう通達している場合もあります。これは、会員に対してブランド要素を提供すると同時に、ブランド主のウェブ上におけるリンクポピュラリティの確保とブランドの認知度向上を同時に狙った手法です。

個人開業の歯科医院が、こうしたすでに確立されたブランドにあやかるのも一つの有効な方法といえるでしょう。

77

3 コンセプトにもとづいた企画を策定する

ブランド要素がある程度確定すると、表現手法の方向性もほぼ定まってきます。しかし、この段階では、ブランドイメージにそぐわない方向性が除外されるだけで、まだウェブサイト表現のアウトラインを決定する企画が確立されたわけではありません。基本コンセプトとブランド要素を活かす企画を、まずはしっかり策定しなければなりません。

この企画とは、単に表現手法とかページ構成などにとどまらず、運営開始後の更新計画や、他のウェブサイトとの関係についても踏み込んだものにすべきです。

歯科医院にかぎったことではありませんが、企画の段階で陥りやすい過ちのひとつに「自己満足」があります。趣味・道楽が目的のウェブサイトであれば、自己満足で大いに結構なのですが、広告宣伝を考えた際に、マイナス効果となるような過ちは、なんとしても避けなければなりません。

とくに、医療機関のウェブサイトの場合、情報の発信側と受け手側との間には、他の分野とは比べモノにならないほどの情報格差が存在します。先生が長年にわたって蓄積してきた「知識と経験のほんの一部でも表現したい」──そんな想いは、もちろん理解できま

第３章　ウェブサイト開設までの工程をしっかり理解する

すが、口腔内写真を１００症例掲載するとか、歯周病のオペの生々しい写真を掲載するなどというのは、明らかに一般患者目線の企画とは異なる性格のものです。

用語の使い方ひとつとっても要注意です。たとえば、クルマの情報を求めている一般消費者が、たまたまアクセスしたページに、内燃機関の吸気系統や空力特性のシミュレーションに関する難解な数式が並んでいたら、自分とは関係のないページにアクセスしてしまったことを感じとり、すぐにそのサイトを離脱してしまうでしょう。

歯科医院の患者さん向けウェブサイトでは、患者さん目線のわかりやすい用語、わかりやすい表現、見やすい図や写真の使用は必須条件です。

各種治療方法から疾病に関する詳細情報までを、すべて自前で作り込むことにこだわる先生もおられます。それがけっして悪いことではないのですが、他のサイトに任せる内容と、自前のコンテンツをうまく使い分けるようにしたいものです。

たとえば、インプラントや歯科レーザーなどに関する詳細な情報は、学会や業界団体、医療機器メーカーなどが、一般の方を対象とした非常にわかりやすいウェブコンテンツをつくり、それなりのコストをかけて配信しています。

ここは、ぜひウェブというメディアの特性を活かし、活用できるものは活用すべきです。

「車輪の再発明はしない」というのがデジタル流の企画です。

79

4 ドメイン名を確保する

ドメイン名の種類とその違いについては、すでに説明しましたので、ここではその取得方法についてご紹介します。

一般にドメイン名の取得手続は、ウェブサイトの制作を委託する業者が代行するパターンが多いと思いますが、実は誰でも非常に簡単に取得できる仕組みがすでにできあがっています。ドメイン名の種類により、多少金額は異なりますが、年間数千円程度の費用で独自のドメイン名を維持することができます。登録さえしておけば、必要なときにウェブサイトのURLや、メールアドレスなどの用途に、自由にかつ排他的に使用することができる"財産"となりますので、今すぐウェブサイトを開設する予定がなくとも、申請・登録だけしておいてけっして損はありません。

すでに定まった何かのブランド要素がある場合、そのブランド要素を連想させるドメイン名は、早めに取得しておくのが得策です。ドメイン名の取得の申請は、早い者勝ちが原則だからです。企業であれば、他に取得されて使われることを防ぐため、看板商品の名称のドメイン名をひと通り取得しているのが普通です。

第3章　ウェブサイト開設までの工程をしっかり理解する

知って得する知恵袋⑱

ドメイン名の取得方法と手順

　ドメイン名の取得は、レジストラと呼ばれる会社を通じて行います。レジストラとはドメイン名を管理する元締めの組織から認可を得て、ドメイン名登録申請の受付業務を行っている会社のことで、国内外に多くのレジストラが存在しています。
　「.com」や「.net」などの海外の汎用ドメインを申請するにあたっては、海外のレジストラに直接申請することももちろん可能ですが、国内にも日本語で申請できる会社が複数存在しますので、ご安心ください。取得手続きの全工程は、すべてレジストラのウェブページ上で完了できます。レジストラにより、申請画面の見た目は異なりますが、おおよそ次の手順で画面が移り変ります。
　　・空きドメインの検索
　　・必要情報の入力
　　・決済
　決済は、クレジットカードを使用するのがもっとも簡単でスピーディです。どこのレジストラも、わかりやすい申請画面を備えておりますので、説明を読みながら必要事項を入力していけば迷うことはないはずです。
　なお海外の汎用ドメイン申請の際は、申請組織の英語名称が必要となりますので、英語の正式名称を定めていない場合は、事前に用意しておいてください。空きドメインの検索から決済完了まで5分もあれば完了するはずです。
　国内のレジストラについては、検索サイトで「レジストラ一覧」と検索すれば、詳細な情報が得られます。

5 ページ構成を決定する

ウェブサイトは、階層構造のページ構成をとるのが一般的です。ウェブサイトにアクセスすると、最初にTOPページが現れ、そこから下位階層へと入っていく形態です。

TOPページには、第2階層ページが存在し、さらに第2階層の下に第3階層が配置されることもあります。第4階層や第5階層を設けることも可能ですが、階層が深くなると閲覧者が迷子になってしまうので、あまりおすすめできません。

TOPページからクリック2回で目的のコンテンツに辿りつくような設計が、ウェブサイト設計の原則です。一度閲覧したことのあるページをもう一度見たいのに、ページ構成がわかりにくいためなかなか辿りつけない……といった迷宮をつくらないためにも、ページ構成の骨組みは、早い段階で決めておきたいものです。

各ページに掲載する文章や写真なども、ページ構成がある程度決まらないと手配できません。ビジュアルデザインを考える上でも、リンクメニューをどう扱うかという問題は、デザインの工程上非常に大きなウェイトを占めますので、ページ構成が決まらないと着手できません。ビジュアルデザインは凝れば凝るほど融通が利かなくなるので要注意です。

82

第３章　ウェブサイト開設までの工程をしっかり理解する

> **知って得する知恵袋⑲**
>
> ## ウェブサイトの階層構造
>
> 　階層構造は、クリックすることで徐々に深いページに入っていくわけですが、検索サイト経由の訪問者は、ＴＯＰページ以外のページにいきなり飛んでくることも珍しくはありません。そんな場合でも、訪問者は自分がどういうサイトにやってきたのかを容易に把握できて、どのページからでも速やかにＴＯＰページにも移動して、サイト全体が見渡せるような構成が理想的です。
>
> 　余談ですが、ウェブサイトの一番上の階層のＴＯＰページのことを実は「ホームページ」と呼びます。日本では元の意味とは少々違う意味で、この言葉が定着してしまいました。混乱を避けるために本書ではホームページという言葉の使用は避け、最初のページはＴＯＰページと呼ぶこととします（109ページ、〔図表５〕参照）。

　ビジュアルデザインが確定した後で、「あと３ページ追加したい……」といった事態は避けたいものです。時間と費用の大きなロスになるだけでなく、業者とのトラブルに発展しかねません。もちろん、ページ構成をフレキシブルに変更できるビジュアルデザインもありますので、業者とよく相談して、将来、ページ構成に変更があるとしたら、どの部分なのかの目算をつけた上でのページ構成を心がけましょう。

　この段階で必要不可欠なのが、実際にサイトマップを図に書いてみることです。鉛筆で紙にページ構成を図式化して、各ページのタイトルも書き入れてみましょう。実際にこんなサイトマップが事前にあるだけでも、業者との打ち合わせは、驚くほどスムースにすすむはずです。

6 原稿執筆・写真撮影・図画作成を手配する

ページ構成が決まったら、いよいよ各ページに掲載する原稿や写真や図画の手配となります。

この工程のすすめ方によって、ウェブサイト制作のトータルコストは大きく変わりますので、じっくり計画を練りましょう。

(1) 原稿執筆

名刺代わりのウェブサイトに掲載するあいさつ程度であれば、診療の合間に先生ご自身で書いた文言で十分です。問題となるのは、やはり広告宣伝目的のウェブサイトを開設する場合です。

文章を書くのが得意な先生、苦手な先生、好きな先生、さまざまだと思いますが、診療の合間に広告宣伝用の気の利いたコピーを執筆するのはなかなかできることではありません。名刺程度のウェブサイトの文言執筆に3年かかったという、極端な事例も経験したことがあります。

第３章　ウェブサイト開設までの工程をしっかり理解する

仮に先生ご自身で書かない場合は、ライターがこれを執筆することになります。通常はインタビュー取材で、先生のお考えをうかがった上で、あらかじめ決まっているコンセプトや広告戦略に沿った文章を書き上げます。

よほど大きいウェブ制作会社か広告代理店でないかぎり、ライターを社内で抱えているところはありませんので、ウェブ制作会社と契約している広告代理店やフリーランスのライターがこの工程を担当することが多いはずです。

文章が得意な先生がご自身で書かれる場合でも、たいていはプロの手によるリライト作業がともないます。これには、先生方の書く文章が一般の人には難解で、そのままでは使用できないという事情の他に、検索サイトを意識した文章構築を行わなければならないという、ウェブならではの事情も存在します。

ページ数にもよりますが、執筆にかかわる費用は、ウェブ制作コスト全体でも、けっこうな割合を占めるものとなります。

(2) 写真撮影

この工程も、プロのカメラマンが撮影機材・照明機材など一式を持ち込んで行うのであれば、当然それなりのコストがかかります。

ウェブサイトの目的によって、求められる写真のクオリティもさまざまですが、広告宣

伝が目的であれば、水準以下の写真の使用は避けたいところです。撮影の対象が院長先生やスタッフにも及ぶ場合は、スタイリストの手を借りることもありますし、先生が男性であっても、撮影用のメイクが入ることもあるかもしれません。また、診療室内や備品の撮影の場合、モノが新しければ写真映りがよいのは当然です。新規開業やリフォームされる場合は、ぜひそのタイミングで広告に使用できるような写真撮影をしておくとよいでしょう。

(3) 図画作成

通常ウェブ制作会社では、ウェブデザイナー兼イラストレーターのスタッフを社内に抱えているのが一般的ですが、医療に関するイラストが特殊なこともあり、なかなか先生が思うような仕上がりにならないことが多いようです。

そんな場合、歯科材料メーカー各社が発行している、商品説明のリーフレットなどに使われているイラストを使わせてもらうのも有効な方法です。こうした流用は、メーカーにとっても宣伝になることであり、打診してダメといわれるケースは少ないようです。ただし、必ず承諾を得て使うようにしましょう。

86

7 ビジュアルデザインを決定する

ウェブサイトを構成する目に見える要素の中で一番大きなウェイトを占めるのがビジュアルデザインです。これは、制作費用面でも大きなウェイトを占めます。

ウェブ制作会社が提供する定額のサービスは、あらかじめ用意されたビジュアルデザインのパターンを使用することで、制作コストを抑えるのが一般的です。

しかし、完全オーダーメードとなると、制作会社が先生のビジュアルに関する好みをうかがった上で、2～3パターンのTOPページデザイン案を、デザイナーに試作させ、それを提示した上で、本格的な制作に着手することになります。

こうした場合、試案の制作だけでもデザイナーを数日拘束することになり、さらにそこから本格的な制作となりますから、その人件費だけでも安くは済みません。

次ページに、ウェブ制作会社にデザイン案をお願いする上で注意しておきたいポイントをいくつかご紹介しておきます。

検討時の留意点
　しかし、制作過程で発注者側の考えが変わることも珍しくはありません。実際に出来上がったものを見て「依頼したとおりだが、実物を見るとなんかちょっと違う……」ということが起こりがちです。そんな時、新たに条件を提示してつくり直しでは、費用もかさむばかりです。
　いずれにせよ、数年でリニューアルしなければならない性格のものですから、「とりあえず最初はこれでスタートしよう」くらいの気構えのほうがよいかもしれません。大変なのは開設してからの運用なのですから……。

④自前でビジュアルを用意する
　これまで、業者に任せる前提の話をしてきましたが、「スタッフや家族にとても絵の上手な人がいる」という場合は、自前で用意したスケッチを業者に提示して、「こんな感じでつくってほしい」と依頼することも、もちろん可能です。スケッチがウェブ上でそのまま表現できるか否かといった打ち合わせと詰めは必要になりますが、この場合、ビジュアルデザインに関する費用はかぎりなくゼロに近くなります。

⑤レディメイドのデザインテンプレートを使用する
　出来合いの紳士服や住宅が大量に販売されているように、ウェブサイトのビジュアルデザインも、出来合いのテンプレートが世界中で公開・配布されています。その中には無料のものもありますが、有料であっても数千円程度で購入し、使うことができるのがほとんどです。もし自分の好みにあったものを見つけることができれば、非常に低コストでビジュアルデザインを入手することができます。
　ぜひ一度「ウェブデザイン　テンプレート」と検索してみてください。おびただしい数のサイトが見つかるはずです。なお、ウェブ制作会社が、通常こうしたレディメイドの使用を提案することはあまりありません。理由は簡単で儲からないからです。

第3章 ウェブサイト開設までの工程をしっかり理解する

知って得する知恵袋⑳

ビジュアルデザイン

①緻密さとサイト主の使い勝手は反比例する

ビジュアルに凝れば凝るほど、コンテンツの融通が利かなくなります。積極的に情報を発信するウェブサイトは、一度つくったらそれで終わりというわけにはいきません。各ページには、常に新しい情報を露出していくことが必要ですが、場合によってはページ構成そのものを変えなければならないこともあります。

そんな場合、ＴＯＰページのレイアウトをあまりに固くつくってしまうと、非常に使い勝手がよくないものになります。もっとも２〜３年に一度の全面リニューアルを前提とする場合は、とくに問題とはならないでしょう。

②斬新さとユーザーの使い勝手は反比例する

非常に斬新なウェブサイトに出会うことがあります。「斬新」は一般的でないということでもあり、閲覧者側は操作がよくわからない状況に陥りがちです。

画面上の何をどうすれば、何が得られるのかを、ゲーム感覚で探しながら閲覧するウェブサイトは確かに存在しますが、得たい情報を効率よく探すことのできないウェブサイトは歯科医院には不向きです。

こうした傾向は発注者側だけでなく、制作者側の自己満足により起こることも多いので、アート志向の強い会社に依頼する際はとくに要注意です。なお、小児歯科の子供向けのコンテンツであれば、そうした遊びの要素も入る余地があるのかもしれません。

③サンプルを提示する

具体的なイメージがあるのであれば、すでにあるウェブサイトのデザインの中から、いくつかピックアップして「レイアウトはこんな感じ、色づかいはこんな感じ」と提示することができれば、かなり予算を抑えることができます。

8 レンタルサーバを確保する

ウェブサイトをインターネットで公開するためには、必ずウェブサーバが必要です。先生が契約しているプロバイダーがオマケで提供しているウェブサーバは、別途費用を払うことなしに使用できますが、独自のドメイン名は使用できません。中には若干のオプション料金を支払うことで、独自ドメイン名の使用が可能なプロバイダーもありますので、一度契約しているプロバイダーのサービスを確認しておくことです。

レンタルサーバを使用する場合、先生自らが契約して使用する場合と、ウェブ制作会社を通じて契約する場合がありますが、このレンタルサーバの費用はさまざまな条件によって値段に大きく開きがあります。

月額1000円以下の「激安」サーバがある一方、月額10万円を超えるにもかかわらず「格安」を謳ったものもあり、ある程度の基礎知識がないと選びようがありません。制作業者を通じて契約する場合は、それがどの程度の条件のサーバで、業者の仕入値がいくらなのかは把握しておきたいところです。もし業者がすすめるサーバがある場合は、次の確認ポイントを、必ずチェックしてください。

90

第3章　ウェブサイト開設までの工程をしっかり理解する

①**専用サーバと共有サーバ**／レンタルサーバは、大別すると専用（占有）型と共有型があります。専用型というのは1台のサーバを独占的に使用するいわば一戸建住宅のことです。それに対して、共有サーバとは、1台のサーバを複数のユーザで共有する集合住宅です。すすめられたサーバが専用型の場合は要注意です。よほど大規模なシステムを動かすウェブサイトでないかぎり、あるいは1日のアクセスが10万を超えるようなウェブサイトでないかぎり、専用サーバはオーバースペックです。

②**共有サーバのおおよその収容数**／1台の共有サーバを、何人でシェアするかが収容数です。月額1000円以下の激安サーバでは、収容ユーザ数が数百人に達することもあるようで、その数の多さはサーバが「遅い」という問題に直結します。名刺代わりの軽いウェブサイトの運用が目的であれば、多少収容数が多くとも問題はないでしょう

③**ハードウェアの性能とOSの違い**／システム開発を伴わない一般的なウェブサイトの運用にあたって、特定のOSやハードウェアの性能が必要とされることはありません。もし業者にOSの種類などを指定されて、それが他より高い場合は要注意です。

④**バックボーン**／サーバが、インターネットにどのように接続されているかです。信頼性が高く、高速な回線ほど高価です。動画の配信などがメインであれば、ある程度高速な回線を確保する必要があります。

⑤**稼働率**／どれくらい止まらずに稼動するかという数値です。レンタルサーバ業者が

99％以上とか、99・9％などという数値を公表していますが、99％という数字は1年で合計3日半くらいは止まるかもしれないということで、けっして高い数値ではありません。この稼働率は99・999……と、桁が増えるにしたがって、そのコストは指数関数的に上がります。世の中には、止まることが許されない性格のシステムも存在するわけですが、歯科医院のウェブサイトが年に数時間止まったところで、大きな損害が出るとも思えません。費用対効果をよく考えたいところです。

⑥ **データ保全体制**／サーバといえどもコンピュータですので、いつかは必ず壊れます。壊れたサーバはすぐに交換されますが、壊れたサーバにあったデータは戻ってきませんから、データのバックアップが大切なのは当然です。日々のバックアップをユーザが自分でやる必要があるのか、レンタルサーバ業者側でやってくるのか、レンタルサーバのコストも大きく変わってきます。サーバが故障して、ウェブサイトのデータがなくなってしまうことは絶対に避けなければなりませんが、制作会社がマスターデータを管理してくれるのであれば、問題はないでしょう。

⑦ **サポート体制**／一般に激安業者は、メールのみのサポートがほとんどです。もし先生が直接サーバを使用するのであれば、電話サポートを行っている会社のほうが安心かもしれません。ただ、ホームページ制作ソフトの使用方法とか、FTPクライアントソフトの操作方法は、レンタルサーバ業者のサポート範囲ではありませんのでご注意ください。

9 公開後の運用体制を策定する

積極的に情報を発信するウェブサイトを運用する場合、更新する情報をどのタイミングで誰が用意して、誰がウェブサイトに反映させるのかというルールは、事前に定めておく必要があります。

更新のタイミングについては、ウェブサイトの運用を広告代理店などに委託していないかぎり、歯科医院側で決めることになります。臨時休診や診療時間の変更などは、随時更新しなければなりませんが、それ以外の部分も、できれば1ヵ月に一度は更新したいものです。頻繁に更新する部分については、更新のための管理機能を作り込んでもらうのもよいでしょう。

もし頻繁な更新は、ブログで行う計画であれば、公式ウェブサイトとは関係のない状態で、3ヵ月なり半年なり実際にブログをテスト運用してみて、ある程度実績ができ、継続のメドも立った時点で、初めて公式サイトと連携することをおすすめします。更新する必要のないウェブサイトはありえますが、ブログは日々更新されることを前提としたメディアです。更新されないブログほど寂しいものはありません。

10 HTMLコーディング・システム開発を行う

HTMLコーディングとは、HTML（Hyper Text Markup Language）という言語を用いて、HTMLドキュメント、つまりウェブページを実際に構築していく工程です。パソコン関連店に行くと、実に多種類のホームページ制作ソフトが売られていますが、これが実はHTMLコーディングを行うためのソフトなのです。

ただ、HTMLの文法などの基礎知識がなくとも、簡単にできるようになっているところが、専門業者が行う作業と異なる点です。先生の中にもそうしたソフトを購入して、簡単なHTMLドキュメントをつくってみた、あるいはつくりかけて挫折した……そんな経験をお持ちの方も多いかと思います。

そのためか、ウェブサイトをつくることはHTMLコーディングのことであり、ウェブサイトの制作コストはHTMLコーディングのコストである、と誤解されている方も多いようです。しかし、実際には企画があり、構成があり、原稿や各種素材がすべて揃った上での最終工程がHTMLコーディングであり、ウェブ制作コストに占める割合も大したものではありません。出版物なら最後の印刷の工程といったところです。

第3章　ウェブサイト開設までの工程をしっかり理解する

知って得する知恵袋㉑

双方向型ウェブサイトを企画する場合の留意点

　あらかじめ用意されたドキュメントを、一方通行で配信するだけではなく、閲覧者との間で情報のやり取りが双方向に行われるウェブサイトを構築する場合は、この段階でシステム開発が必要となります。

　しかし、その開発手順や手法は、なかなか一般の方には見えにくいものです。同じ目的のシステムを開発する場合でも、開発業者により使用する開発言語やOSをはじめとしたシステムの動作環境は実にさまざまです。さらにどういう方法を選択するかで、公開後の運用コストも大きく変わってきます。

　一からの開発ではなく、パッケージソフトを採用するという選択肢も当然ありますが、システム開発志向の業者は、どうしても自前で開発したがる傾向にありますので、ぜひセカンドオピニオンを得ておきたいものです。

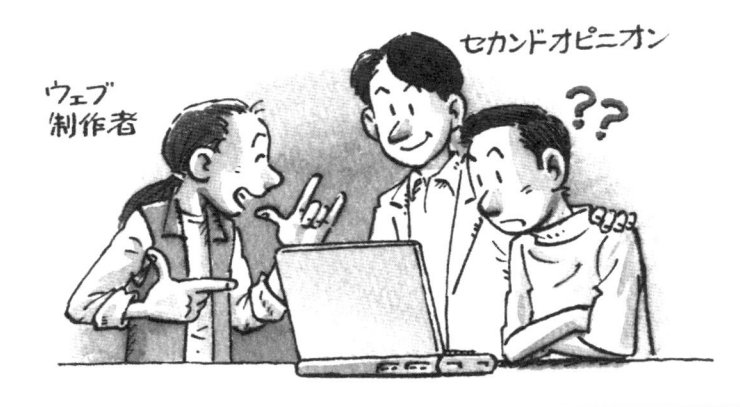

11 テスト運用をする

ウェブサイトがある程度形になってきたら、実際の動作環境でテスト運用を開始します。素材のレベルでは、ある程度吟味を重ねた文言や写真データであっても、実際に形にならないとピンとこない部分はどうしても出てきます。

また、この段階でスタッフをはじめとした複数の関係者にサイトを見てもらい、修正が必要な部分は逐次直していきましょう。HTMLコーディングは、印刷の工程と説明しましたが、ウェブの制作では印刷と校正の順番が逆なのです。

公開前のできるだけ早い時期にテスト運用を開始することは、検索サイト対策としても意味があります。ウェブサイトに掲載された情報が、検索サイトのロボットに見つけられて、検索サイトのリストに掲載されるまでには時間がかかります。

それは、ロボットがいつ訪問してくれるかによるのですが、公開後1週間かもしれませんし、数ヵ月先かもしれません。運がよければテスト公開の段階で、索引リストに登録されて、正式公開時には検索できるようになっているかもしれません。

なお、テスト運用といえども、実際のドメイン名を取得し、レンタルサーバとの契約を

96

第３章　ウェブサイト開設までの工程をしっかり理解する

成立させておく必要がありますので、この段階ですでに運用コストが発生していることにご留意ください。

レンタルサーバの契約が遅れているなどの都合で、公開時とは違うURLでテスト運用を行う場合もありますが、検索サイト対策面からも、できるだけ正規URLでの運用をおすすめします。

検索サイトによっては、掲載の登録申請を受け付ける窓口がある場合があります。また、複数の検索サイトに対して、一括して登録申請を行ってくれる便利なウェブサイトもありますので、ロボットに拾われるのをただ待つだけではなく、積極的に登録しておくようにすべきでしょう。

登録申請代行については、「検索サイト 一括登録」で検索すると、有料・無料さまざまな情報が得られます。また、**Yahoo!**の場合、ビジネスエクスプレスというサービスがあり、審査料を支払った上で、掲載申請を行うと、「**Yahoo!カテゴリ**」に登録してもらえます。詳細は「Yahoo!ビジネスエクスプレス」を調べてみてください。

12 正式運用を開始する

テスト運用から正式運用への移行は、明確な線引きがあるわけではありません。テスト用のURLでテスト運用したのでないかぎり、サイト主が今日から正式運用と決めた日が公開日となります。

公開したら、とにかく多くの人に見てもらうための対策が必要です。

まずは簡単にできるところからやっていきましょう。

たとえば、

① 診察券や先生・スタッフの名刺にURLやQRコードを入れる
② 歯科医院より発送するハガキや封筒にURLを入れる
③ 待合室にウェブサイトを開設した旨のお知らせを掲示する
④ ウェブサイトをPRするカードを作成して受付に置く

といった類のことです。

また、先生のメールアドレスは、現在、プロバイダーにより発行されたものをお使いのケースがほとんどだと思います。この既存のメールアドレスは、今後もプライベートで使

第3章　ウェブサイト開設までの工程をしっかり理解する

い続けることにして、名刺に載せる仕事用のメールアドレスは、ウェブサイト用に取得した、ドメイン名によるメールアドレスを使用する場合も同様です。URLと併記しておきたいところです。スタッフがメールアドレスを使用する場合も同様です。また電子メール文面の一番下に記される署名にも、歯科医院のURLは必ず入れておきましょう。

地元の歯科医師会や行政のウェブサイトから、歯科医院のウェブサイトにリンクが設定されている場合は、迷わず申し込むべきです。医療機関を紹介する各種サイトに対しても、URLを掲載してくれるものについては、片っ端から申請しておきましょう。

その他、先生が個人的に関与している学会、スタディグループなどのウェブサイトからリンク設定ができる場合も同様です。

もし新規開業や全面リニューアルのタイミングであれば、看板や室内インテリアにもURLを露出することを検討すべきです。

電話帳や各種情報誌に掲載する広告にも、電話番号に併記する形で、必ずURLを入れることをお忘れなく。

99

第4章

業者の選定と各工程での留意点

1 業者の制作事例は重要な判断材料になる

ウェブ制作業を始めるにあたっては、資格や許認可は一切必要ありません。自称ウェブデザイナーになることは、誰にでも可能なことです。それだけに、数あるウェブ制作業者から自分のニーズに合ったところを見つけ出すのは、なかなか骨の折れることです。

業者選定の際に大きな目安になるのが、その業者のこれまでの制作事例です。ここで大事なことは、その業者が個々の事例を、顧客のどのようなニーズに応じて、どのようにつくったかです。顧客のニーズが「リーフレット代わりの簡単な医院案内」であり、それを納期1週間、予算5万円で制作したという事例を、「簡易的でつまらない」と評価しても意味がありませんし、数千万円の予算をかけた大企業の総合サイトのつくりやデザインは、歯科医院にとって、あまり参考の対象にならないでしょう。

事例については、ウェブサイトの開設目的に加え、おおよその予算と納期に関する情報を提示してもらえば、業者選定の有力な判断材料になります。先ほどの2つの事例が同じ業者の制作事例にあったとすれば、巨大プロジェクトの企画能力・マネジメント能力がある一方、ごく小さな案件にも軽いフットワークで対応してくれる業者と評価できます。

102

2 リース商法には要注意！

数あるウェブ制作業者の中で、とくに注意を要するのが「リース商法」を行っている業者です。

トラブルの多い商法として、すでに国会でも取り上げられています。歯科医院も、この「リース商法」のターゲットになっているようで、うっかり契約してしまったという先生方の話もよく耳にします。

この「リース商法」とは、ウェブサイトの初期制作および管理に関する運用を、3年もしくは5年などの期間でリースを組むのです。リース契約は、当然、リース会社と行うことになりますが、もともとリースとはリース会社が利用者に代わり物品を購入した上で、その物品を利用者に対して貸し出す制度であり、制作業務や管理業務を扱うものではありません。

仮に、できあがったウェブサイトをリース会社で購入して、歯科医院にそれを貸与するのであれば、リース満期には、ウェブサイトをリース会社に返却しなければならないことになります。

そこはリース商法業者もよく考えていて、ウェブサイトを閲覧するためのPC一式とか、ウェブサイトの更新ソフトが抱き合わせになっているのです。もしリース会社への支払が毎月5万円で、5年間だったら総額いくらでしょうか？　歯科医院のウェブサイト制作額としては相当高額です。

それでも、実際に立派なウェブサイトが出来上がって、それなりの運用が行われればまだよいのですが、実際には初期制作すら、期待したものにはならないケースも多いようです。その場合、リース会社への支払だけが残ってしまうという、最悪の結果となります。

しかも、事業者間取引では、クーリング・オフ制度は適用されませんので、十分にご注意ください。

なお、このリース商法に関しての具体的な被害報告などは、検索サイトで「ホームページ　リース商法」で検索すると多くの情報が得られます。関心のある方はぜひ参照してみてください。

3 地元の業者のほうが良い？

多くのウェブ制作会社が、ウェブ上での営業活動を展開していて、検索すると日本中の業者が見つかりますが、問題はその業者の所在地が「遠い/近い」かです。結論をいえば「直接会う必要があるのであれば、近くの業者のほうが安く上がる」となります。

名刺やリーフレット代わりのウェブページを、定額料金で簡単につくる場合、ビジュアルデザインは定型として最初から提示されますし、掲載する原稿や写真データも、メールでの入稿が前提であり、担当者と直接会うことなくウェブサイトが完成します。

しかし、多少なりとも独自色のあるウェブサイトをつくろうとすると、企画の段階で、そして取材や撮影の段階でも、業者の担当者が先生の診療所へ足を運ぶ必要があります。遠ければ拘束時間が長くなる他、交通費も加算されますので、費用がかさむのは必至です。

また、実際に運用を開始してからの業者とのやり取りも考えておく必要があります。基本的にメールで情報をやり取りするだけで済むのであれば、距離の問題は考えなくても大丈夫でしょう。なお、広告宣伝戦略を含めた相談を業者と行いたい場合は、間違いなくローカルな情報と人脈に長けた地元の広告代理店が有利です。

4 出来上がったウェブサイトは誰のもの？

この「出来上がったウェブサイトは誰のもの？」という、きわめて一般的な疑問には、実はさまざまな問題が含まれていますので、ここで簡単に説明しておきます。著作権法第17条2項に次の条文があります。

著作者人格権及び著作権の享有には、いかなる方式の履行をも要しない。

創作行為と同時に、著作者人格権と著作権が自動的かつ排他的に発生するということです。たとえ3歳児が書いたお父さんの絵であっても、著作者人格権と著作権が自然発生するのです。

著作権法では、この著作者人格権と著作権がさらにいくつかの権利に分類されて定義されています。各権利は次ページの表にまとめてありますのでご参照ください。この著作者人格権と著作権の扱いは、国によりさまざまなようですが、日本の著作権法では第59条と61条1項で、次のように定められています。

第59条 著作者人格権は、著作者の一身に専属し、譲渡することができない。

第61条 著作権は、その全部又は一部を譲渡することができる。

第4章　業者の選定と各工程での留意点

〔図表4〕　　　　権利の分類

著作者人格権	著作権
公表権	複製権
氏名表示権	上映権
同一性保持権	公衆送信権等
	口述権
	展示権
	頒布権
	譲渡権
	貸与権
	翻訳権、翻案権等
	2次的著作物の利用に関する原著作者の権利

つまり、出来上がった制作ウェブサイトの納品と同時に、著作権の全部もしくは一部は歯科医院に譲渡されますが、著作者人格権については、永遠に制作業者のものということになります。

譲渡できない著作者人格権から見てみましょう。公開するためにつくったウェブサイトですから、公表権が問題になることはないはずですが、氏名表示権では制作業者が自らの名称を表示するしないは自由に選択できること、また、同一性保持権では業者の意に反して勝手に改変できないことが定められています。

いずれも、事前に業者との間で取り決めができていればトラブルには至りません。出来上がったウェブページを、自分で2次加工したい場合やデータの一部を2次加工して、印刷物など別の用途に使用したい場合は、必ずその扱いを取り決めておくべきです。

また、譲渡できる著作権の中で、複製権・公衆送信権・翻訳権等については問題にならないと思いますが、譲渡権や貸与権の譲渡を行わないケースもありますので、事前に確認しておくとよいでしょう。

5 見積りの書き方は各社さまざま

業者の絞り込みができ、基本的なコンセプトを伝えた上で、数社から見積りを提示してもらうとします。ところが、この見積りの書き方が業者によってまったくバラバラなのです。そのため、総額以外の項目では、比較検討ができないこともあるかもしれません。

ここでは、業者から提示される見積りのサンプルを提示して、その読み方と注意点をご説明いたします（次ページ参照）。

見積りを依頼するウェブサイトの概要・条件は次のとおりとします〔図表5〕。

・TOPページ（Flashムービーあり）
・第2階層は計10ページ（各ページには文言の他、タイトルバナーと写真が3枚掲載）
・使用する原稿と写真はすべて先生が用意しメールで入稿

まず業者Aから見てみましょう。ウェブサイト全体の企画・デザイン費用が15万円と計上されています。それ以外はページ単位の個々の制作費用が並んでいますが、TOPページのFlashムービーだけは、ページ制作単位の制作費用から切り離されて明記してあります。Flash素材の制作はそれだけ特殊ですので、これはきわめて一般的な書き方です。

第4章　業者の選定と各工程での留意点

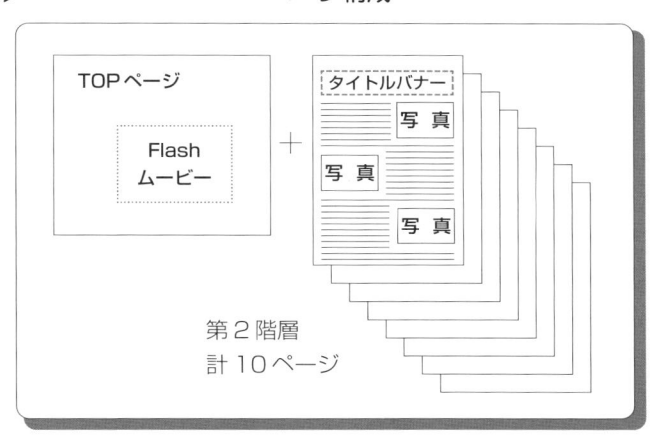

〔図表5〕　　　　　　　　　ページ構成

```
┌─────────────────────────────────────────┐
│  ┌─────────────────┐   ┌──────────────┐  │
│  │ TOPページ       │   │ タイトルバナー │  │
│  │                 │   │ ┌──┐ 写 真   │  │
│  │   ┌─────────┐   │ + │ 写 真        │  │
│  │   │ Flash   │   │   │              │  │
│  │   │ ムービー │   │   │       写 真  │  │
│  │   └─────────┘   │   │              │  │
│  └─────────────────┘   └──────────────┘  │
│                        第2階層            │
│                        計10ページ         │
└─────────────────────────────────────────┘
```

〔図表6〕　　　　　　　　業者の見積りの比較

〔業者Aの見積り〕

企画・デザイン一式	15万円
TOPページ制作	5万円
TOPページFlashムービー制作費用	5万円
第2階層制作費用　2万円×10ページ＝	20万円
合　　計	45万円＋消費税

〔業者Bの見積り〕

TOPページデザイン費用	10万円
TOPページFlashムービー制作費用	5万円
TOPページHTMLコーディング費用	4万円
第2階層基本デザイン費用	5万円
第2階層ページHTMLコーディング費用　1万円×10ページ＝	10万円
タイトルバナー制作費用　5千円×10＝	5万円
写真素材加工費用　2千円×30＝	6万円
合　　計	45万円＋消費税

〔業者Cの見積り〕

企画・デザイン一式	15万円
制作費用一式　3万円（人日）×10日＝	30万円
合　　計	45万円＋消費税

109

Flashで何をどう表現するかによっては、このムービーの制作費用だけが50万円にも100万円にもなるかもしれません。

次の業者Bは、全体の企画・デザインの費用という形では計上せずに、個々のページごとにデザイン費用を算出しています。しかも、個々のページの素材単位で細かい単価を設定しています。実際の制作では、この事例よりはるかに多くのコマゴマとした素材が使用されますので、見積りの項目だけで、何十行にもなるかもしれません。

最後の業者Cはかなりシンプルです。何をどれだけつくるかではなく、制作にどれくらいの労力が必要かを算出する方式で、一般にシステム開発会社はこの方式でコストを算出します。1人のSEあるいはデザイナーが1日稼動するコストを1人日、1ヵ月であれば1人月という単位が用いられます。デザインができてしまえば、その後は10日分の作業時間（仮に2人なら5日）で作業が完了するという計算です。なお、この業者Cの場合は1人日を3万円と定めていますが、これは業者により値段が違います。

比較を容易にするために、合計金額が同じになるよう書きましたが、実際にはこうはなりませんので、細かい比較を行いたいのであれば、見積りの書き方もある程度指定する必要があります。第2階層を10ページとしましたが、ページごとの見積りの場合、ページ数を増やすため、必要以上にページを細分化したがる業者もおり、要注意です。

6 全体の予算を策定する

業者から提示される見積りの金額はさまざまですが、違うのは金額だけではなく、出来上がるであろうウェブサイトも、やはり業者によりさまざまです。

もし最初から、ウェブサイトにかけることのできる予算が、ある程度確定しているのであれば、先に予算ありきで事を運んだほうが、業者の選定は間違いなく簡単ですし、有効です。

たとえば、基本的なコンセプトを伝えた上で、１００万円という予算の上限を明示し、この中でどれだけのことができるかを提示してほしい、と打診するのです。場合によっては、先生が考えてもいなかった、建設的な提案を具体的に出してくる業者が見つかるかもしれません。

なお、これはいわゆるコンペに近い形態ですので、ある程度の規模のウェブサイトでないと、その有効性は期待できません。ウェブ制作業者が５万円とか１０万円といった定額で提供しているサービスは、定型の雛形を使用した画一的なウェブサイト制作作業を前提としているからこそ、設定できる値段だからです。

7 自前でできる工程はあるか？

すでにサイト開設までの工程については説明しましたので、「ウェブサイトはいくらでできるのか？」という先生方の疑問についても、おおよそ理解していただけたかと思います。開設までに必要な工程の費用の総計が、ウェブサイトの初期制作費用です。「質の高いものを低コストでどのように調達するか」ということで、業者の選定方法についても触れてきましたが、すべての工程を同一の業者に任せる必要はまったくありません。

また業者に任せるのではなく、「これなら自前でできそうだ」という工程があれば、最初から業者との交渉条件としてリストアップします。大がかりで特別な企画を要しないレベルのウェブサイトの場合、基本的なコンセプトさえ決まっていれば「ページ構成」の素案として、先生が「サイトマップ図」を用意することもできます。

ドメイン名の取得も、ビジュアルデザインを自前で用意することもできますし、「写真がご趣味」という先生は、撮影もご自身で行い、レンタルサーバも自分で激安業者と契約すれば、ウェブ制作業者にお願いする工程はごくわずかです。すべてを任せた場合に比べ、間違いなく数分の1のコストでウェブサイトが形になってしまうことでしょう。

112

8 各種データは確実に提供してもらう

ウェブ制作会社で10年前も存在していて、今なお存在している会社はそんなに多くはありません。また、会社はあったとしても、10年前の担当者が今も同じ会社にいるケースはかなり少ないはずです。

ウェブ制作業界は、盛衰が激しく、非常に入れ替わりの激しい業界なのです。先生が制作を依頼した会社が、3年後もウェブ制作を続けているとはかぎりません。担当者も、他社か他業界に移っているかもしれません。

そんな事情があるからこそ、ウェブ制作の各過程で、業者に代行してもらった手続きに関する詳細情報や、制作時に使用した各種データは、納品の段階でしっかり提供しておいてもらいたいところです。

ドメイン名の取得代行をお願いしたのであれば、まずどこのレジストラを通じて取得したのかです。ドメイン名の種類によっては、レジストラの管理画面にアクセスするためのIDとパスワードもあるはずで、これがないと年次更新にも支障をきたしますから、必ず確認しておきたいポイントです。

レンタルサーバの契約をお願いしたのであれば、その契約形態がどうなっているかを把握することも必要です。契約主体は業者なのか、それとも歯科医院なのかをはじめとして、サーバにアクセスするためのFTPアカウント情報（IDとパスワード）も必ず教えてもらいましょう。

なお、IDとパスワードは非常に秘匿性の高い情報ですので、すぐに必要ない場合は金庫にでもしまっておいてください。取り扱いには細心の注意が必要なデータであることを肝に銘じておいてください。

ウェブサイトを構成する全データはもちろんですが、制作の過程で使用したデータも、できれば提供してもらいましょう。とくに挿絵のデータや、Flashムービーのデータなどは、制作段階における元の素材データがないと更新するのが困難です。最悪の場合は、つくり直しということになってしまいます。

他にも、ウェブサイト主宰者として把握しておかなければならない情報はたくさんあります。詳細は次の第5章にて詳しく説明します。

第４章　業者の選定と各工程での留意点

9 ビジュアルデザインから入らない

ウェブサイトの基本的なコンセプトについて、あるいはページ構成や掲載内容についての打ち合わせをしている段階で、TOPページのビジュアルデザインについてのみ関心がいってしまう先生が少なくありません。

色づかいやメニューの配置、タイトルのフォントの種類といったビジュアルの各要素だけに気がとられてしまうのです。この傾向は、ウェブサイトを自分で多少つくってみた経験をお持ちの先生に、とくに強いようです。これはどういうことでしょうか？

自分でつくったことのある先生の多くは、市販されているホームページ作成ソフトを購入してチャレンジしています。この種のソフトを使用すると、専門知識なしにHTMLドキュメント構築できますが、その作業過程では、ドキュメントを書くと同時に、ビジュアル的な要素も出来上がっていきます。HTMLドキュメントを書くことと、ビジュアルデザインの構築が同時進行するのです。出来上がったHTMLドキュメントは、「内容」と「見た目」が渾然一体としていて、両者を分離することは容易ではありません。

しかし現在、ウェブサイトの構築は、テキスト情報を構造化するHTMLと、そのHT

115

〔図表7〕　インターネットエクスプローラー8の機能により
　　　　　スッピンにした状態

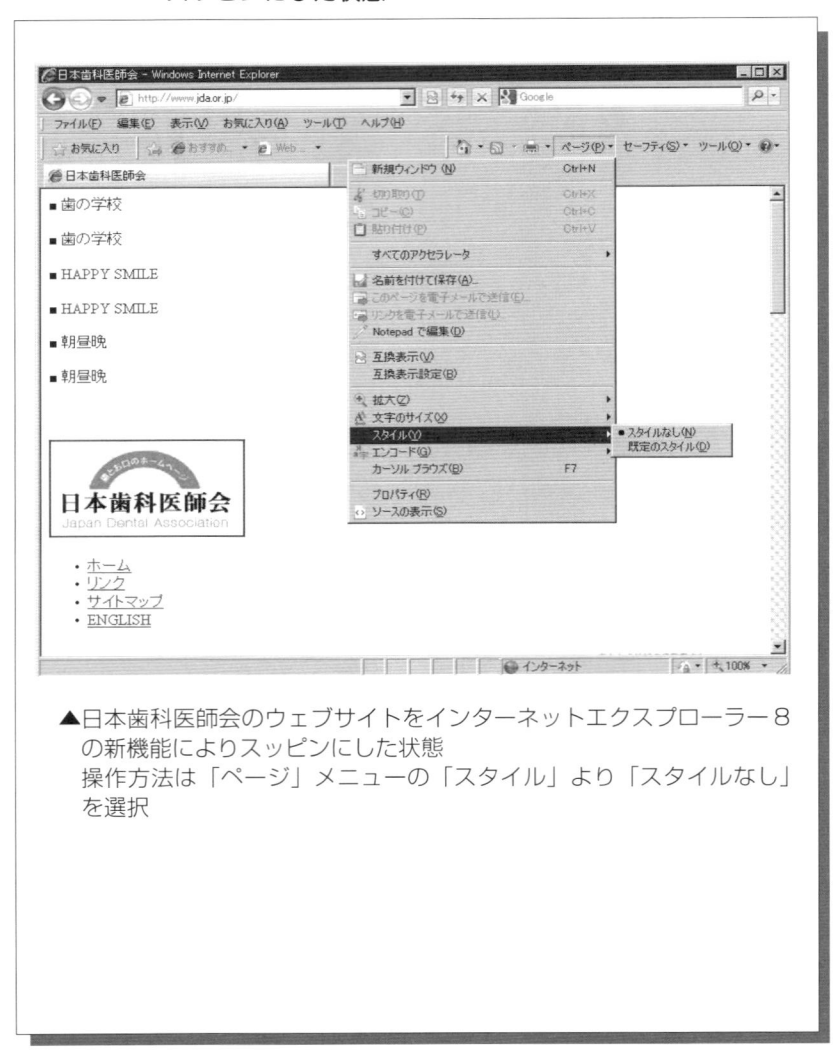

▲日本歯科医師会のウェブサイトをインターネットエクスプローラー8
の新機能によりスッピンにした状態
操作方法は「ページ」メニューの「スタイル」より「スタイルなし」
を選択

MLに対してビジュアルデザインを付与するCSS（スタイルシート）という2つの要素に完全に分離させて、それぞれを別に構築するのが主流になっています。

「中身」と「見た目」は別々につくられ、別々に管理されるのです。別々ということは、ウェブサイトが出来上がってから、ビジュアルデザイン要素だけを別のものに差し替えて、ウェブサイトの見た目を変更することも簡単だということです。88ページでレディメイドのデザインテンプレートが世界中で配布されていることを紹介しましたが、これもビジュアル要素であるCSSが独立した存在だからこそ可能なものです。

今年リリースされたマイクロソフト社のIE8には、ウェブサイトからCSSを外して、HTMLに記述された情報のみを閲覧する機能が備わっています。お使いの方はぜひ試してみてください。この機能で、ご自身のウェブサイトをスッピンにすることができたら、先生のウェブサイトは「中身」と「見た目」が分離されていることを意味します。

話が少々それましたが、こうした流れによりウェブ制作の仕事の流れもだいぶ変わりました。「プログラマー」と「デザイナー」の作業工程が完全に分離したのです。まずはどんなページ構成で、各ページにどんな文言を掲載するのかが最重要事項です。ちなみに検索サイトのロボットは、ビジュアル要素であるCSSはほとんど理解しません。HTMLのテキストとその構造を読んで理解します。テキスト情報をしっかり構造化することは、検索サイト対策でもあるのです。

10 ドメイン名の情報を確認する

ドメイン名の取得を業者に依頼した場合、業者が登録した情報がドメイン名を管理するデータベースに登録されます。登録された情報は、ドメイン名を管理している会社が提供している「WHOISデータベース」で簡単に調べることができます。

株式会社日本レジストリサービスのWHOISデータベースをのぞいてみます。URLは「http://whois.jprs.jp/」です。「検索キーワード」にドメイン名を入れて「検索」をクリックすれば、そのドメイン名の持ち主に関する情報を得ることができます。試しに、日本歯科医師会のドメイン名（jda.or.jp）を入れて検索してみましょう（次ページ参照）。

さて、業者に取得をお願いしたドメイン名が、間違いなく先生の名義で登録されているでしょうか？ もし間違いがあれば、すぐに修正してもらいましょう。稀にですが、故意か過失かは別として、歯科医院のドメイン名がウェブ制作を行った業者の名義になっていたりすることがあります。この場合、そのドメイン名は先生のものでないばかりか、持ち主である業者は、先生の意に反してドメイン名を廃止したり無効にしたり、譲渡したりもできるのです。もし故意ならかなり悪質です。ぜひ一度確認されてみることです。

118

第4章　業者の選定と各工程での留意点

知って得する知恵袋㉒

ＷＨＯＩＳデータベースの例

a. [ドメイン名]　　　　JDA.OR.JP
e. [そしきめい]
f. [組織名]　　　　　　社団法人日本歯科医師会
g. [Organization]　　　Japan Dental Association
k. [組織種別]　　　　　社団法人
（以下略）

　「.jp」以外の「.com」「.net」「.org」「.info」などでしたら、ネットワークソリューションズ社が提供する「ＷＨＯＩＳデータベース」です。
　http://www.networksolutions.com/whois/
　こちらも試しに「よ防さん」のドメイン名（yobousan.net）を調べてみましょう。
　　Registrant Name: Kunihiro Tanaka
　　Registrant Organization: DENTSU INC.
　　Registrant Street1: 1-8-1 Higashi-Shimbashi
　　　　　（以下略）
　前者は社団法人日本歯科医師会の名義で登録されていることが、後者は株式会社電通の名義で登録されていることがわかります。ちなみにこの検索で「該当なし」という結果が出れば、そのドメイン名はまだ取得されていないということになります。

11 他人の意見は参考程度にとどめる

ウェブサイトのページ構成段階やビジュアルデザイン決定段階で、スタッフや家族、友人に意見を求めることにより、収拾がつかなくなることも多いようです。

会社組織のウェブサイト制作案件において、完成間際の段階でたまたまそれを目にした社長や重役からNGが出て、計画そのものがすべて白紙に戻り、業者とトラブルになる話はよく耳にします。ビジュアルデザインに関して他人にアドバイスを求めても、専門家でないかぎり、その方の好みによる意見しか得られません。人の好みは人それぞれですから、他人の意見は、最初から参考意見程度にとどめておいたほうがよいでしょう。

意見を聞くなら、「抜けている重要な情報はないか」「わかりにくい表現はないか」「操作しづらい点はないか」という聞き方をすれば、改善につながる意見が出るかもしれません。結果的に「改善が必要だ」という結論が出ても、致命的な間違いでないかぎり、ウェブサイトの公開を延期するのはナンセンスです。まずは公開すること。そして、公開したその日からは更新作業もスタートします。足りない情報は更新して徐々に追加していく、修正すべき箇所も運用しながら日々改善していく、それがウェブ流の考え方です。

120

12 細かい文章表現で悩まない

各ページに掲載するテキストデータを、先生ご自身が執筆される場合、その段階ですべてが止まってしまうこともよくあります。

先生が忙しくて、手が回らないというケースがほとんどですが、始めてのウェブサイトで公開する文章ということで、あまりにも推敲に力が入りすぎ、にっちもさっちもいかない状態になっている場合もあるようです。

しかし、ウェブ上の文章は、紙に印刷して出版する場合と大きく異なります。誤字や修正点があったら、そのつど修正すればよいのです。内容に不備があったら、後から追記すればよいくらいの、気楽な気持ちですすめていくことです。

大変なのは開設後の更新作業のほうです。検索サイトのロボットは更新の様子も把握します。極論をいえば、あえて不完全なままで公開し、後々のために更新のネタを残しておいたほうがよいくらいです。

いかがでしょう？ 少し気持ちが楽になりましたでしょうか？

13 業者との工程確認はこまめに

業者から、ドメイン名を取得した、ページ構成が決定した、ビジュアルデザインが決定したなどといった各段階で、必ずその作業工程をチェックしながらすすめることです。

面倒がって「お任しますのですすめてください」という先生もいるようですが、それが元でトラブルになるケースも少なくありません。業者によっては、独自に設けたチェックポイントごとに、書面を交わして確認を行う体制をとっている場合もあるかもしれませんが、これは業者側の自己防衛です。

規模の大きなウェブサイトでは、制作料金の支払についても、制作途中で段階的に行われるケースがあります。たとえば、ページ構成が決定したら、着手金として見積総額の3割を、ビジュアルデザインが定まりHTMLコーディングに入る段階で中間金として3割を、納品時に残金4割をというような方式です。このような場合は、事前に交わす契約書の類にその詳細が明記されるはずです。それだけに、各チェックポイントでの工程確認は、必然的に大きな意味をもつことになります。

122

第4章　業者の選定と各工程での留意点

知って得する知恵袋㉓

制作途中での工程確認の具体例と留意点

　たとえば、HTMLコーディングを開始する前に、決まったビジュアルデザインに原稿や写真を割り付けて、PDFファイルなどで提示してくれる場合があります。あらかじめ決めたビジュアルデザインとページに掲載するコンテンツが一緒になるのを、初めて目にする瞬間です。

　この段階では、紙の上もしくはモニター上で、ページ全体のレイアウトやバランスのチェックが可能です。

　本格的なHTMLコーディングに先行して、特定の1ページだけをサンプルとしてHTMLコーディングしてもらう場合もあります。その段階で、必ずインターネット経由で、実際にブラウザソフトでそのサンプルを表示してみましょう。ストレスなく表示されるか、実際の色合いやフォントの大きさや行間などは適切か……などのチェックが可能です。実際、制作作業のすすめ方は業者によりさまざまですので、事前に制作過程のチェックポイントの場所と回数を、しっかり業者と決めておくのがよいでしょう。

14 業者の作業を監督する：各種チェックツールの活用

業者の作業の出来具合や進捗を確認するうえで、一般の方にとってもっともわかりにくいのが、HTMLコーディングの工程です。中身を見せてもらっても、呪文のような文字の羅列で、それが良いのか悪いのか、さらにそれがSEO的にはどうなのかを読みとるのは簡単なことではありません。

ここでは、オンラインでHTMLの書き方を無料でチェックできるツールを2つご紹介します。

どちらもウェブ上でチェック対象となるURLを入力する必要がありますので、少なくともテストアップされていないと使うことはできません。試作の段階、あるいはテストの段階でサーバにアップされたら、チェックしてみるとよいでしょう。

なお、HTMLの書き方は、その意図するところによりさまざまですので、これらのチェックツールで「不合格＝ダメなつくり」ではないこともあります。不明な点は業者に尋ねてみることです。

第4章　業者の選定と各工程での留意点

> 知って得する知恵袋㉔

ＨＴＭＬのチェックツール

① Markup Validation Service

http://validator.w3.org/

　最初にご紹介するのは、ＷＷＷで利用される技術の標準化をすすめるＷ３Ｃという団体が提供しているチェックツールです。

　合格すればＷ３Ｃの勧告を満たしているという「合格マーク」をもらうことができますが、そのマークを掲載する掲載しないはもちろんサイト主の自由です。下のマークを掲載しているウェブサイトを見たことのある先生もおられると思います。

② Another HTML-lint gateway

http://openlab.ring.gr.jp/k16/htmllint/htmllinte.html

　上記のＷ３Ｃのチェッカーよりもかなり厳格なツールです。ＵＲＬを指定すると、対象となるＨＴＭＬドキュメントを百点満点で採点してもらえます。

　専門業者であれば、このテストで百点を得ることができて当然なのですが、ウェブページの表現の自由度を優先させるために、あえて百点取得を絶対条件とはせず、80点ぐらいを合格の目安として活用するケースもあるようです。

15 検収期間と瑕疵担保期間の確認をする

システム開発をともなうウェブサイトの場合、出来上がったウェブシステムなどが納品され、実際に使い始めてから、あるいは使い始めてしばらく経ってから、欠点や不具合が見つかることはけっして珍しいことではありません。

そんなときは、どうしたらよいのでしょうか？

通常、システム開発会社との契約の際には「検収期間」と「瑕疵(かし)担保期間」という2つの約束事が用意されているはずです。契約を交わす際には、この2つの約束事の条件をしっかり確認する必要があります。

なお、この2つのお約束は、官報「カスタム・ソフトウェア開発のための契約書に記載すべき主要事項」（平成5年7月14日通商産業省告示第359号）にも盛り込まれているものであることを特記しておきます。

第4章　業者の選定と各工程での留意点

知って得する知恵袋㉕

検収期間と瑕疵担保期間のチェック

①検収期間

納入されたシステムが、あらかじめ定めた仕様の条件を満たしているか否かを検査する期間のことをいいます。

検収が完了すると、発注者は受注者に開発費用を支払うことになります。システムの規模にもよりますが、簡単なもので１週間程度、規模が大きければ２ヵ月程度の期間が設けられ、**発注者側はこの定められた期間内で、すべての機能の動作を確認しなければなりません**。この期間内に見つけられた不具合については、開発業者が無償で修正しなければなりません。

②瑕疵担保期間

支払が終わって、システムの引き渡しが完了し、実際に２～３ヵ月運用してから、隠れていた不具合が発覚することもあります。そういう場合のために設けられるのが瑕疵担保期間で、通常６ヵ月～１年程度の期間が設けられます。

瑕疵担保期間に発覚した不具合による動作が、仕様で定められたものと明らかに異なり、業務に支障を来たすようであれば、開発業者は無償でこの不具合を修正しなければなりません。**仮にこの期間を過ぎてしまうと、システムに関するあらゆる変更作業は、それが不具合の「修正」であっても、「改変」という扱いになり、「改変費用」が発生することとなります。**

なお、規模の大きなシステムでは、瑕疵担保期間終了後の改変を想定してサポート契約を締結する場合もあります。

第5章

ウェブマスター（統括責任者）になる前にこれだけは知っておこう

1 ウェブマスターに求められる基礎知識

規模の大小にかかわらず、ウェブサイトが公開される際には、歯科医院の中の誰かがそのウェブサイトの統括責任者、つまりウェブマスターに就任することになります。

ウェブマスターは、そのウェブサイトの管理人として、維持管理業務や更新にあたっての企画・編集業務のかたわら、ウェブサイトの対外的な窓口として、閲覧者をはじめとして関係各所とのコミュニケーション能力が求められます。

このうち、維持管理業務については、制作会社に委託するケースが多いかもしれませんが、ウェブ制作業界の盛衰の激しさは前章で説明したとおりであり、基本的な情報だけは、自分でもしっかり把握しておく必要があります。また、トラブルの際には把握している情報を元に、関係各所と連絡をとる必要がありますが、それにはインターネットそのものに関する基本的な知識も求められます。

購入したパソコンやソフトに関して、つながりにくいサポートセンターにようやく電話が通じても、けんもほろろにたらい回しされた経験をお持ちの先生もおられるでしょう。インターネット関連事業のサポートセンターの場合、この傾向はさらに強くなります。

第5章 ウェブマスター（統括責任者）になる前にこれだけは知っておこう

それはインターネットの特徴の一つである「分散」の功罪です。インターネットは、一つの主体が一元的に管理しているものではなく、分散したさまざまな主体に支えられて機能しています。歯科医院のウェブサイトについても、それを公開し閲覧できるようにするためには、別々な主体により提供されるいくつものサービスを使うことが必要であり、トラブル時には、サポートを受ける側にも基本的な知識が求められます。

「ウェブサイトが見えなくなった！」——そんな質問とも苦情ともつかない連絡を受けることがよくあります。一つひとつ確認すると、その十中八九はウェブサイトが見えないのではなく、パソコンからLANケーブルが抜けていた、LANケーブルが挿してあるHUBの電源が入っていなかった、ウィルスに感染したためにネットワーク接続が切断されたなどといったことがほとんどです。この場合、見えなくなったのは、自分のウェブサイトだけではなく、世の中のすべてのウェブサイトであり、原因究明もごく簡単です。

ごく稀に、Yahoo!や歯科医師会のウェブサイトは問題なく表示されるのに、自分のウェブサイトだけは見えないといったケースがあります。こんな場合でも、その原因はいろいろ考えられ、電話などで問い合わせする場合、ある程度原因を絞り込んで問い合わせ先を自分で選択しないと「たらい回し」となってしまうのです。

この章では、最低限把握しておきたい知識を、できるだけ専門用語を使わず説明していきます。実際にPCを操作しながら読んでいただければ、よりわかりやすいかと思います。

2 URLとIPアドレスの関係

ブラウザソフトを開いて、URLを入れる欄（http://www.jda.or.jpなどと入力する箇所です）に、次の数字（すべて半角の数字と、半角のドットです）を入れて、Enterキーを叩いてみてください。

202.214.193.113

いかがでしょうか？　ウェブサイトが表示されましたか？

インターネットに公開されているウェブサイトは、すべてこのような番号をもっていて、この番号により目的のウェブサイトにアクセスしています。まさに電話番号のようなものであり、IPアドレスと呼ばれているものです。

電話をかけるときには、電話番号という数字を使いますが、ウェブサイトにアクセスするときにIPアドレスを直接扱うことは通常ありませんし、一般には、その存在すら知られていないことです。これは、IPアドレスを直接扱わずに済ませるための仕組みが、インターネット上で稼動しているからです。

私たちがウェブサイトにアクセスするときに使用するURLを、IPアドレスに変換す

第5章 ウェブマスター（統括責任者）になる前にこれだけは知っておこう

〔図表8〕　ウェブサイトが表示されるまでの流れ

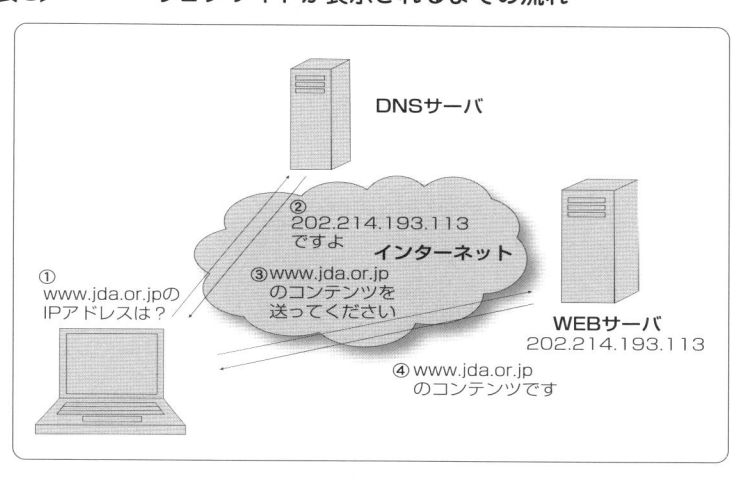

```
                    DNSサーバ

              ②
              202.214.193.113
              ですよ
                        インターネット
   ①                ③www.jda.or.jp
   www.jda.or.jpの   のコンテンツを
   IPアドレスは？     送ってください
                                    WEBサーバ
                                    202.214.193.113

                    ④www.jda.or.jp
                     のコンテンツです
```

　るシステムが、インターネット上で動いているのです。このIPアドレスとURLの関連づけを行う仕組みは「DNS（ドメインネームシステム）」と呼ばれています。
　URLとIPアドレスの変換は、インターネットを通じて行われています。日本歯科医師会のウェブサイトにアクセスして、その内容がPCの画面に表示されるまでの手順を具体的にご説明しましょう。
　その手順は、大まかに次の4段階に分けることができます。上の〔図表8〕とあわせながらお読みください。
　①ブラウザに目的のウェブサイトのURL（http://www.jda.or.jp）を入れて、Enterキーを叩くと、インターネット上のDNSサーバに対して、www.jda.or.jpに対応するIPアドレスの問い合わせが行われます。

133

② 問い合わせを受けたDNSサーバは、データベースを参照し、202.214.193.113という結果を照会者に対し返します。

③ ブラウザはDNSサーバから得た202.214.193.113というIPアドレスを持つウェブサーバにアクセスし、コンテンツを要求します。

④ ウェブサーバは登録されているコンテンツを返して、閲覧者のブラウザにその内容が表示されます。

最初に、ブラウザソフトに日本歯科医師会のIPアドレスを入力していただきましたが、これは前記①と②の手順を省略して、③の手順からいきなり始めたということです。

次に、URLからそれに対応するIPアドレスを手動で調べる方法を紹介しましょう。Windowsのスタートメニュー「プログラム」の「アクセサリー」の中にある「コマンドプロンプト」を起動してみてください。見慣れない黒い画面が立ち上がるはずです。ここで nslookup と入力し、Enter キーを叩いてみましょう。いろいろ文字が出てくるはずですが、一番下の＞の右側にカーソルが点滅していたら、そのまま調べたいアドレス（日本歯科医師会の場合は www.jda.or.jp）を入れて再び Enter キーを叩いてください。202.214.193.113というIPアドレスが返ってきましたか？

これでもしIPアドレスが得られない場合、その可能性は２つあります。

第5章 ウェブマスター（統括責任者）になる前にこれだけは知っておこう

〔図表9〕　　　URL から IP アドレスを手動で調べる方法

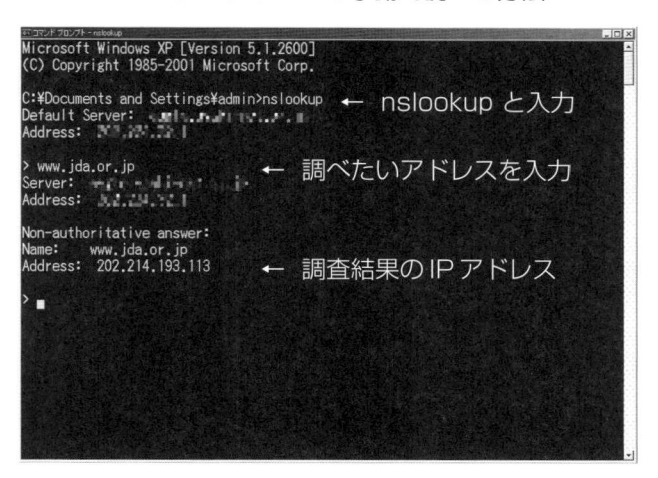

```
Microsoft Windows XP [Version 5.1.2600]
(C) Copyright 1985-2001 Microsoft Corp.

C:¥Documents and Settings¥admin>nslookup    ← nslookup と入力
Default Server:  ■■■■■■■■■
Address:  ■■■■■■■

> www.jda.or.jp                              ← 調べたいアドレスを入力
Server:  ■■■■■■■■■
Address:  ■■■■■■■

Non-authoritative answer:
Name:    www.jda.or.jp
Address: 202.214.193.113                     ← 調査結果の IP アドレス

>
```

ひとつはDNSサーバが正常に動作していないことです。その場合は、DNSサーバを管理している業者にコンタクトをとる必要があります。

そして、もうひとつはドメイン名そのものが失効していることです。もしご自身でドメイン名を取得したのであれば、定期的な更新のたびに維持費用を支払っているはずですが、うっかり更新を忘れたりすると、そのドメイン名は失効してしまいます。この点については、レジストラが提供する管理画面で、有効期限を確認できるはずです。管理画面へアクセスするためのIDとパスワードは把握されていますか？

どちらのケースでも、結果的にウェブサイトにアクセスできないという事態が発生します。

135

3 サイト運営にあたって、どんなサーバが必要となるのか？

レジストラで取得したドメイン名を、実際に自分のウェブサイトで使用できるようにするためには、そのドメイン名をDNSサーバに登録する必要があります。

ウェブサーバを借りているレンタルサーバ業者に、DNSサーバも提供してもらうのがもっとも一般的なケースですが、ドメイン名を取得したレジストラが提供しているDNSサーバを利用する場合があるかもしれませんし、中にはDNSサーバのみを専門に提供する業者と契約する場合もあるかもしれません。

いずれの場合も、登録する内容に差異はなく、ウェブサーバのホスト名（サーバの名前）とウェブサーバのIPアドレスの2つの情報をセットで登録します。

前者は、取得したドメイン名の左側にwww.を付加してホスト名とするのが慣習です。慣習ですので、あえて他の文字列を使う場合もありますし、何も付加せずにドメイン名＝ホスト名として運用する場合もあるかもしれません。後者のIPアドレスのほうは、レンタルサーバ業者に教えてもらう情報です。

独自に取得したドメイン名を使用してウェブサイトを公開するためには、ウェブサーバ

136

第5章　ウェブマスター（統括責任者）になる前にこれだけは知っておこう

知って得する知恵袋㉖

ドメイン名に関する情報を確認するには

（社団法人日本歯科医師会の場合）
a. [ドメイン名]　　　　　　JDA.OR.JP
e. [そしきめい]
f. [組織名]　　　　　　　　社団法人日本歯科医師会
g. [Organization]　　　　　Japan Dental Association
k. [組織種別]　　　　　　　社団法人
l. [Organization Type]　　 Corporation
m. [登録担当者]　　　　　　HN421JP
n. [技術連絡担当者]　　　　HN421JP
p. [ネームサーバ]　　　　　ns.jda.or.jp
p. [ネームサーバ]　　　　　ns-tk011.ocn.ad.jp

　一番下の2行がDNSサーバに関する情報です。
　DNSサーバは、少なくともプライマリとセカンダリの2台がなければならないことになっているのですが、1台目はそのホスト名に「jda.or.jp」がつきますので、日本歯科医師会が自ら運営しているDNSサーバであることがわかります。
　そしてもう1台は「ocn.ad.jp」ですので、エヌ・ティ・ティ・コミュニケーションズ（株）に提供してもらっているDNSサーバということになります。

のみではなく、DNSサーバも必要であることを説明しましたが、エンドユーザである先生が、自らDNSサーバの設定を行う機会はほとんどないかもしれません。

しかし、自分名義のドメイン名を、どこにあるDNSサーバが管理していて、誰に頼むとその情報を更新してもらえるのかについては、必ず知っておく必要があります。もちろん、直接契約しているのであれば、DNSサーバを管理している会社と金銭のやり取りもあるはずです。

DNSサーバに関する情報は、118ページで説明したWHOISデータベースで確認することができます。ここで改めて http://whois.jprs.jp/ にアクセスして、日本歯科医師会のドメイン名に関する情報を確認してみましょう（137ページ参照）。

取得したドメイン名でメールの運用も行う場合は、DNSサーバ・ウェブサーバに加えて、メールサーバも必要となります。

これも、レンタルサーバ業者がセットで提供しているものを利用する場合がほとんどだと思いますが、メールサーバは受信サーバと送信サーバの2つが存在する上に、その受信・送信に必要な情報と、実際の設定方法は業界各社が取り組んでいる迷惑メール防止対策の影響もありさまざまですので、ぜひ整理しておきたいところです。

138

第5章 ウェブマスター（統括責任者）になる前にこれだけは知っておこう

4 関係連絡先とID・パスワードをまとめよう

ウェブサイトのリニューアルの依頼を受け、現状のウェブサイトの運用実態を調べてみると、DNSサーバ、ウェブサーバ、そしてメールサーバといった各種サーバがそれぞれ別の会社で稼働しているケースに出会うことがあります。

そのこと自体はまったく問題ないのですが、ウェブマスターは、少なくとも何をどの業者に任せているのかをしっかり把握しておく必要があります。チェック項目を一覧表にまとめてみました（141ページ参照）。ウェブサイト運用開始前に諸情報をぜひ整理しておいてください。

ところで、自分のウェブサイトだけが見えなくなった場合の、状況に応じた問い合わせ先です。

nslookupでIPアドレスは得られますか？　もし得られなければ、ドメイン名が失効しているか、DNSサーバに障害があるかになります。レジストラの管理画面にアクセスして、もしも失効していたら、すぐにレジストラのサポートに連絡をとりましょう。失効してすぐなら、復活の手続きが可能なはずです。ドメイン名に問題がなければ、DNSサー

139

バの運用を委託している業者へ問い合わせましょう。

nslookupで問題なくIPアドレスが得られるのであれば、更新時の作業ミスなどによってコンテンツに問題がある場合と、ウェブサーバに障害が起きている2つの可能性が考えられます。

前者であれば、アクセスしたときに「ページが見つからない」もしくは「アクセス権がない」という旨のエラーが現れるはずです。これは、サーバにはアクセスできるが、表示すべきコンテンツがない場合のエラーです。この場合は、コンテンツを管理している業者にコンタクトが必要です。

一方、後者の場合は「サーバが見つからない」という趣旨のエラーが出ます。これはサーバに接続できないことを意味し、その場合の問い合わせ先はレンタルサーバ事業者となりますが、激安サーバ事業者ではこうしたトラブルも少なくはありませんので、1時間後に再度試してみると、直っていたりすることもあります。

その他に、回線障害という可能性もあります。DNSサーバ、あるいはウェブサーバまでの途中経路に、障害が発生しているというケースです。この場合は、エンドユーザが問い合わせて、事が改善されるという問題ではありませんので、障害が復旧するまで待つしかありません。

140

第5章　ウェブマスター（統括責任者）になる前にこれだけは知っておこう

〔図表10〕　　　　　　　　サーバのチェックリスト

ドメイン名	2つ以上のドメイン名をお持ちの場合は、すべてについて確認しておきましょう。
ドメイン名義	ドメイン名義に関しては119ページでご説明したとおりです。歯科医院名義か先生の個人名義になっていれば問題なしです。
レジストラ	ドメイン名を取得する際に使用したレジストラ業者名
ドメインの有効期限	3年分や5年分の費用をまとめて支払った場合、更新を忘れがちです。有効期限を確認しておきましょう。
レジストラ管理IDとパスワード	レジストラの管理画面にアクセスするためのIDとパスワードです。ドメインの更新やDNSサーバの指定はすべて管理画面から行います。
レジストラ支払担当者・支払条件	レジストラに誰が費用を支払っているのかです。クレジットカードによる支払がもっとも一般的です。
ウェブコンテンツ管理者	ウェブサイトを更新する際に実作業を行う業者です。多くの場合は制作を行った業者です。
ウェブサーバ管理者	レンタルサーバを提供している事業者です。
ウェブサーバIPアドレス	nslookupで確認してみましょう。
ウェブサーバ支払担当者・支払条件	レンタルサーバ事業者に対して支払を行っているのは、制作業者でしょうか？　先生ご自身でしょうか？
FTPアカウント情報	ウェブサーバ上のコンテンツを書き換えたりするときに必要な情報です。秘匿性の高い情報ですので取扱は要注意です。
プライマリDNSサーバ委託先	WHOISデータベースで確認しておきましょう。
セカンダリDNSサーバ委託先	WHOISデータベースで確認しておきましょう。
DNSサーバ支払担当者・支払条件	レンタルウェブサーバ事業者が提供しているDNSサーバの場合は直接の取引はないはずです。
メールサーバ事業者	メーリングリストやウェブメールを使用している場合、メール専門の事業者と契約しているケースもあります。
メールサーバ支払担当者・支払条件	レンタルウェブサーバ事業者が提供しているDNSサーバの場合は直接の取引はないはずです。
送信・受信メールサーバ名・設定方法	パソコンを新調したりする際には、必ず必要となる情報です。

5 ドメイン名の持ち主の個人情報が公開される

ドメイン名を取得すると、そのドメイン名の持ち主に関する情報も、ある程度インターネット上に公開されます。ドメイン名の持ち主＝ウェブサイトの運営主体を調べることができるようになっているのです。

再び、JPRSのWHOISデータベース（http://whois.jprs.jp/）にアクセスしてみてください。今度は8020財団のドメイン名（8020zaidan.or.jp）を調べてみましょう（次ページ参照）。

実際に、ご自身名義のドメイン名を調べてみて、個人名やメールアドレスが公開されていることに驚かれた先生もいるかもしれません。

歯科医院の公式ウェブサイトを運用するためのドメイン名であれば、原則に従って正しい情報を公開することが望ましいのですが、それ以外の用途のドメイン名の場合、レジストラによっては、WHOISデータベースの登録者情報を非公開にできる場合もありますので、必要であればレジストラのサポートページで詳細をご確認してください。

142

第5章 ウェブマスター（統括責任者）になる前にこれだけは知っておこう

知って得する知恵袋㉗

ＷＨＯＩＳデータベースで情報を見ると……

a. [ドメイン名]　　　　　　8020ZAIDAN.OR.JP
e. [そしきめい]　　　　　　ざいだんほうじん はちまるにいまる
　　　　　　　　　　　　　　すいしんざいだん
f. [組織名]　　　　　　　　財団法人ハチマルニイマル推進財団
g. [Organization]　　　　 8020 Promotion Foundation
k. [組織種別]　　　　　　　財団法人
l. [Organization Type]　　Foundation
m. [登録担当者]　　　　　　K04043JP
n. [技術連絡担当者]　　　　MH389JP
p. [ネームサーバ]　　　　　ns2.digibox.ne.jp
p. [ネームサーバ]　　　　　sv.8020zaidan.or.jp

　[登録担当者]や[技術連絡担当者]の欄は、掲載された情報をクリックすることで、さらに詳しい情報を得ることができます。
　実際にクリックしてアクセスすると、個人名はもちろん、メールアドレス・電話番号・ＦＡＸ番号といった情報を得ることができます。
　「.jp」以外の「.com」「.net」「.org」「.info」などのドメイン名の場合は、ネットワークソリューションズ社のＷＨＯＩＳデータベース（http://www.networksolutions.com/whois/）で調べることが可能で、英文で書かれたさまざまな個人情報を得ることができます。

6 サイト公開後は迷惑メールがますます増える

日常的に数多く届く迷惑メールに、わずらわしい思いをされている先生も多いことでしょう。現状のインターネットの仕組みでは、防ぎようのない構造的な問題であり、インターネットを飛び交うメールデータの9割は迷惑メールの類ともいわれています。

迷惑メール対策として、プロバイダーなどのメールサーバ側で事前にフィルタリングしてもらう、セキュリティ対策ソフトで分別する、あるいはメールプログラム独自の機能で分別するなどの方法がありますが、フィルターをすり抜けてしまうメールがある一方、必要なメールが届かなかったりすることもあるのが現状です。

この迷惑メールは、独自のドメイン名を取得して、実際にウェブサイトの公開を始めると、ますます増加することが予想されますので、事前にある程度の覚悟が必要です。

迷惑メールが届きやすい順番に、その原因を見てみましょう。

(1) **ウェブサイトに直接メールアドレスを記載した場合**

ウェブサイトの文面に、問い合わせ先のメールアドレスを直接記述するのは一般的なこ

第5章 ウェブマスター（統括責任者）になる前にこれだけは知っておこう

とですが、ウェブサイトを日夜徘徊して情報を収集しているのは、検索サイトのロボットだけではありません。

迷惑メール送信代行業者のロボットも、同様にウェブサイトを徘徊し、ウェブページに記載されたメールアドレスを収集しています。ロボットに捕まったら、送信リストにそのアドレスが掲載されて、各種迷惑メールが届くようになるのは時間の問題です。なお、これを防ぐためには、メールアドレスを直接書かなくともメールが送信できる、メールフォームを設置するのがもっとも一般的な方法です。

(2) WHOISデータベースにメールアドレスを公開している場合

ウェブサイトを公開すると、その管理者には「あなたのサイトを紹介したい」とか「売上アップのご提案」「ドメイン名を譲ってほしい」などといった、さまざまなメールが名指しでくるようになります。言葉巧みに、文面に書かれたURLへのクリックを誘って、実際のリンク先はアダルトサイトだったりすることも珍しくはありません。

さらに、メール文面上のURLをクリックした場合、クリックされたという「アクション」と、クリックした人の「メールアドレス」を紐付けすることは簡単です。送信業者側は、メールを受け取った人間が文面のURLをクリックして、誘導したいウェブサイトを訪れたことは把握できるのです。

145

そうなると、次は、架空請求が開始されます。「あなたは何月何日何時何分どこのプロバイダー経由で、このサイトにアクセスしましたね？」などと書かれた請求書が同じメールアドレス宛に届きます。訪問先のサイトがアダルトサイトだったりした場合、公表を恐れて要求に応じてしまう例が後を絶ちませんが、一度でも支払に応じれば二度目、三度目の請求が必ずきます。架空請求メールは無視することです。

(3) メールアドレスを名刺などに印刷して配った場合

(1)や(2)と異なり、インターネット上にアドレスを公開するわけではありませんが、他人にアドレスを渡したり、メールの送受信で、そのアドレスを実際に使用する以上、そのアドレスが記載されたメールデータやアドレス帳は、多くの人のパソコン内に保存されています。ウィルス感染などによって、PC内のデータが流出し、迷惑メール業者の手に渡るのは時間の問題です。

(4) たとえ一切公表しなくとも……

たとえメールアドレスを一切公表しなくとも、ドメイン名が使用されているかぎり、いずれは迷惑メールが届くようになることも珍しくありません。

たとえば「http://www.dental-net.jp/」というURLで、ウェブサイトを公開するとしま

146

第5章 ウェブマスター（統括責任者）になる前にこれだけは知っておこう

す。迷惑メールの送信業者は「dental-net.jp」というドメイン名に目を付け、存在しそうなアドレスを自動生成し、「数打てば当たる方式」でメールを送信します。「info@dental-net.jp webmaster@dental-net.jp sales@dental-net.jp support@dental-net.jp……」などという具合に、@の左側だけを換えておびただしい数のメールを送りつけてくるのです。存在しないアドレス宛のメールは、当然エラーで跳ね返されるかも知れませんが、逆にエラーが返らないアドレスは存在するということになり、リストに登録されてしまいます。

よく迷惑メールの末尾に「今後メールの受け取りを希望されない方は下記の○○より解除手続をしてください」などという案内が書いてありますが、これも要注意です。手続をするということは、メールが届いていることを業者に知らせることになるだけで、実際にメールの配信が止まったりはしません。次回からは、差出人が自分のアドレスになっている迷惑メールが届いたりすることになります。

結局、どうやっても迷惑メールからは逃れられないという説明になってしまいましたが、迷惑メールがきっかけの架空請求や、迷惑メールとともにやってくるウィルスやスパイウェアには十分注意してください。アンチウィルスソフトを最新の状態で運用する、OSや各種アプリケーションのセキュリティアップデートを確実に行うことは絶対条件です。

147

7 48時間ルールを厳守する

ウェブサイト公開後にお手元に届くのは、迷惑メールばかりではありません。当然、患者さんからの問い合わせや、診療予約に関するメールも送られてきます。ところが、現状の電子メールのシステムには、メール送信者の送ったメールが、相手に届いたかどうか、送った相手がそのメールを開封したかどうかを知るための仕組みがありません。

そのため、ビジネスの現場では、メールを受け取ったら受け取ったことだけでもすぐに返信するのが、マナーとされています。スピードが求められるビジネスの世界では「メールを受け取ってから遅くとも48時間以内には必ず回答する」あるいは「メールを送信してから48時間経っても何も返答がなければ、元々のメール送信そのものが無効」というようなルールが存在しています。それは組織の内規として成文化されている場合もありますし、不文律として暗黙のうちに守られている場合もあります。

会社によってはそれが72時間であったり、24時間であったりしますが、とくにビジネス街の診療所の場合、メールの送り主は、そうしたルールを前提としてメールでのコミュニケーションを行っていることを常に心がけ、対応には十分注意しておきたいものです。

第5章　ウェブマスター（統括責任者）になる前にこれだけは知っておこう

知って得する知恵袋㉘

自動返信機能を活用する

　携帯電話経由で電子メールを多用する世代層は、また独特の違った感覚を持っているようです。その世代層の多くは48時間どころか、5分経って返事がないと不安を感じるといわれています。
　さすがに5分ルールへの対応は非現実的ですが、送られてきたメールに対してとりあえず返信をするだけであれば、メールサーバ側で自動返信の設定を行うという方法もあります。
　たとえば、下記のような定型の文面をとりあえず自動返信しておくだけでも、送信者に対して十分安心感を与えることができます。ごく簡単な仕組みで実現可能ですので、興味のある方は業者に相談してみるとよいでしょう。

　こちらは8020歯科医院です

　ご連絡有難うございました。
　ご返信の必要なお問い合わせにつきましては、翌診療日には、担当者よりご連絡申し上げますので、今しばらくお待ちください。
☆☆☆☆☆☆☆☆☆☆☆☆☆☆☆☆☆☆☆
　8020歯科医院
　info@8020dentalclinic.com
　GOGO8020！！

第6章

ウェブサイトを開設した後の注意事項

1 気になるアクセス数 その意味とは……

ウェブサイトの運用が開始されしばらく経つと、実際にどのくらいの人が自分のウェブサイトを閲覧しているのかが気になるものです。

ウェブサイトをつくる際に、最初からアクセス数を採取できるような仕組みを整えてもらうこともできますし、後からその機能を追加することも難しくはありません。一昔前は非常に高価であったアクセス数採取・解析システムが、無料で使用できるサービスもネットを通じて提供されていますので、業者と相談しておくとよいでしょう。

一般にアクセス数と呼ばれるものは、その採取の方法によって、おおまかに3つに分類することができ、その数の意味するところも微妙に異なります。次に、その3つの違いを説明しておきます。

(1) ヒット数

ウェブブラウザからネットを通じて、ウェブサーバにコンテンツのリクエストが届くと、ウェブサーバは該当のページを表示させるために必要なパーツを順番に送り出します。

第6章　ウェブサイトを開設した後の注意事項

〔図表11〕　ヒット数

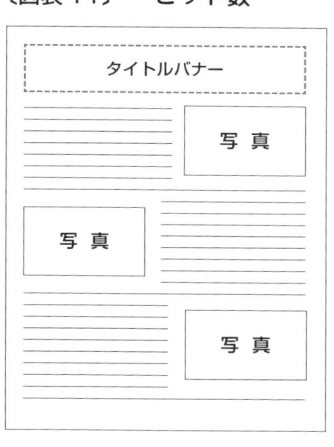

```
┌─────────────────────────┐
│  ┌───────────────────┐  │
│  │    タイトルバナー    │  │
│  └───────────────────┘  │
│  ─────────              │
│  ─────────  ┌───────┐  │
│  ─────────  │ 写 真 │  │
│  ─────────  └───────┘  │
│  ─────────              │
│  ┌───────┐  ─────────  │
│  │ 写 真 │  ─────────  │
│  └───────┘  ─────────  │
│  ─────────              │
│  ─────────  ┌───────┐  │
│  ─────────  │ 写 真 │  │
│  ─────────  └───────┘  │
│  ─────────              │
└─────────────────────────┘
```

たとえば、図のようなタイトルバナーの他、3枚の写真が掲載されたウェブページを表示する場合、ページそのものを定義するHTMLファイルの他、タイトルバナー画像ひとつと写真3枚分の画像ファイル、計5つのパーツのやり取りが必要です。このやり取りを数えるのがヒット数です。

例示の場合は、誰かが1回閲覧すれば、ヒット数は「5」と数えられます。実際のウェブページにはもっと多くの部品が使われます。1ページ1回の閲覧でヒット数50というようなことも珍しくはありません。

このヒット数はウェブサーバが吐き出すログを解析・集計して算出するのが一般的なやり方です。レンタルサーバ業者によっては、標準でログの解析ツールを提供している場合もありますので、サーバを選ぶ際のひとつのポイントとして考えてもよいでしょう。

(2) ページビュー

略してPVと書かれることが多いこの数は、ページ閲覧の延べ数をカウントしたものです。ウェブサイトの構造上の問題として、何度もアクセスが行われるTOPページについては、こ

153

のPVの数が見かけ上、大きくなってしまいますが、情報提供サイトにおける各コンテンツのPVは、テレビ業界における視聴率と同様に、スポンサー契約のからみで非常に重視されています。

ページビューは、ウェブページ自体にアクセスを監視する仕組み（ウェブビーコン）を埋め込んで採取するのが一般的です。すでに存在するウェブサイトに、後付でこの機能を追加することも可能ですし、ウェブサーバ側にも何も特別な仕組みは必要ありません。

(3) ビジット数

UV（ユニークビジット）ともいわれます。ページビューがトータルアクセス数なのに対して、ビジット数はユニークアクセス数として区別されます。つまり、同じ人が同じページで更新ボタンをカチカチとクリックしても、そのたびにカウントされないのがこのビジット数です。

しかし、本当に閲覧者がユニークかどうかの判断は、現実には困難です。採取方法にもよるのですが、たとえば同じPCを何人かで共有したり、会社などの組織でインターネットに接続するためのIPアドレスを共有したりする場合は、アクセスした人間が複数でも、1ビジットとしてカウントされてしまうかもしれません。ビジット数単独ではなく、ページビューの数とあわせて評価の対象とすることをおすすめします。

154

第6章　ウェブサイトを開設した後の注意事項

2 アクセス数を上げるためには？

ウェブサイトの訪問者数が把握できるようになると、その数が事前の予想より多い少ないにかかわらず、もっと多くの方にアクセスしてもらいたいと思うのが人情です。

ここでは、アクセス数を増やす策を考える上で参考となるアクセスログの解析結果を、どう読んだらよいかについて説明しますが、その前に98ページでご紹介したようなURLを露出するための工夫が、どの程度すすんでいるかを再度確認しましょう。

たとえば、診察券や名刺にURLを入れるとか、関連するウェブサイトからのリンクを設定するといったことは必要最低条件です。ウェブサイト運用開始後、もしまだ何もURLを露出するための策を講じていないのであれば、まずはそれらを実行することが先決です。ウェブの内容が簡素であれば簡素なほど、URLの露出は重要です。

開設目的が「名刺代わり」といった簡素なウェブサイトの場合、「アクセスしてもらえるのはURLを直接渡した方くらい」と考えるべきです。来院者が、事前に駐車場の位置や診療時間を確認するくらいの情報を簡潔に掲載するのが、「名刺代わり」のウェブサイトですから、サイト中のあるキーワードが検索サイトのリストの上位にランクされるよう

155

な要素はそもそもありませんし、それを期待すべきでもありません。はアクセスログから得られる情報には、おおよそ次のようなものがあります。解析結果の解析プログラムによりさまざまですので、適切に読み替えてください。各項目の名称

・各ページのPVおよびVU
・曜日別のページのPVおよびVU
・日別のページのPVおよびVU
・時間別のページのPVおよびVU
・滞在時間
・直帰率
・リファラー情報
・検索キーワード

PVとビジット数については前項で説明したとおりですが、こうした情報が日別や時間帯別に集計され、その結果をグラフなどで視覚的に閲覧できるようになっているツールが一般的です〔図表12〕。

PVやVU以外で、とくに注目すべき情報は「リファラー情報」です。これはどうやってウェブサイトにアクセスしてきたかを表す情報のことで、その種別は大きく3つに分けることができ、それぞれの数を知ることができます〔図表13〕。

第6章　ウェブサイトを開設した後の注意事項

〔図表12〕　　　GoogleAnalytics のＰＶ表示画面

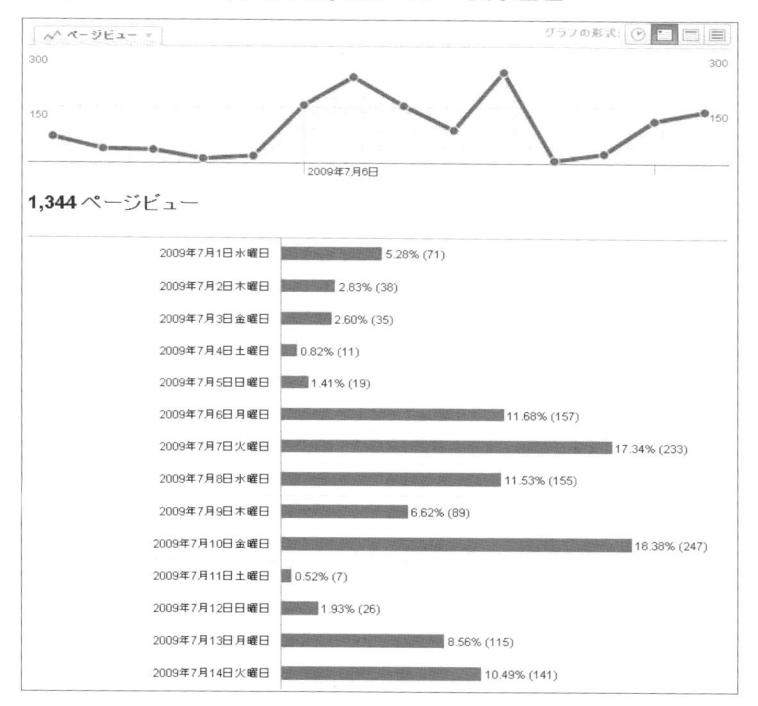

1,344 ページビュー

日付	割合
2009年7月1日 水曜日	5.28% (71)
2009年7月2日 木曜日	2.83% (38)
2009年7月3日 金曜日	2.60% (35)
2009年7月4日 土曜日	0.82% (11)
2009年7月5日 日曜日	1.41% (19)
2009年7月6日 月曜日	11.68% (157)
2009年7月7日 火曜日	17.34% (233)
2009年7月8日 水曜日	11.53% (155)
2009年7月9日 木曜日	6.62% (89)
2009年7月10日 金曜日	18.38% (247)
2009年7月11日 土曜日	0.52% (7)
2009年7月12日 日曜日	1.93% (26)
2009年7月13日 月曜日	8.56% (115)
2009年7月14日 火曜日	10.49% (141)

〔図表13〕　　どうやってウェブにアクセスしてくるのか

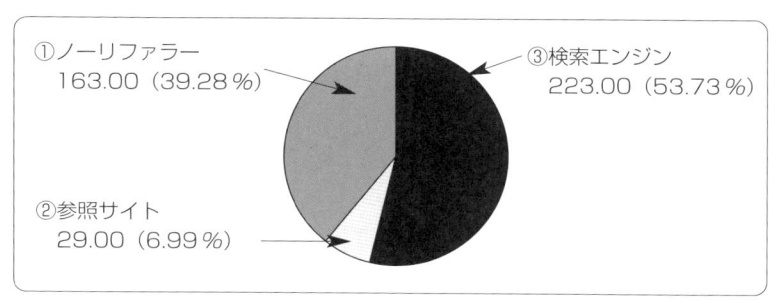

①ノーリファラー　163.00（39.28％）
②参照サイト　29.00（6.99％）
③検索エンジン　223.00（53.73％）

〔図表13〕①の「ノーリファラー（ダイレクトアクセス）」とは、閲覧者が自分でURLをブラウザに入力してアクセスした場合です。雑誌や広告などに掲載されているURLを目にして、自分でURLを入力するパターンです。また、ブックマーク（お気に入り）に登録されたウェブサイトへのアクセスも、ダイレクトアクセスに数えられます。

それに対して、地元の歯科医師会の会員診療所一覧などのリンクからアクセスがあった場合は、②の「参照サイト」にカウントされます。リンク元のサイトのURLを知ることもできます。③の「検索エンジン」では、どこの検索サイトかはもちろん、実際どのようなキーワードで検索されたかを知ることができます。

仮に1日50件のVUがあり、ダイレクトアクセスが全体の9割であれば、URLの露出は非常にうまくいっている一方、自分のサイトに対するリンクがまだまだ足りないことを読み取ることができます。検索サイトからのリンクが大半を占めるようであれば、検索サイトの索引には多くのキーワードが登録されていて、それが有効に機能していることがわかります。

また、実際に検索で使われたキーワードを眺めてみると、自分ではまったく想定していなかったキーワードで、自分のサイトが検索されていることに気づくこともあります。

こうした情報は、今後の更新方針を考える上でも大きなヒントとなります。

158

第6章　ウェブサイトを開設した後の注意事項

3 自分のサイトの情報を調べてみる

検索サイトに、自分のウェブサイトがどのように登録されているかも非常に気になるところです。誰もが一度は、ご自身のウェブサイトを検索してみたことがあるかと思いますが、普通にキーワードを入力して検索する方法の他にも、次のような検索方法がありますので、ぜひ一度、ご自身のサイトに関する情報を調べてみてください。

(1) リンクポピュラリティを調べる

自分のウェブサイトが他のウェブサイトからリンクされることを、「バックリンク」とか「被リンク」と呼びますが、Yahoo!検索条件を入れる欄に「link:」に続けて、自分のURLを入れて検索を実行することで、このバックリンクを調べることができます。

たとえば「link:http://www.8020zaidan.or.jp/」と入力して検索すると、「8020推進財団」に対してリンクを設定しているウェブサイトのリストが得られます。実際に、この検索を実行すると、各地の歯科医師会から個人のブログまで、さまざまなサイトのリストが現れます。ただし、この方法で得られるのは、Yahoo!に登録されたすべての情報とはいか

159

ないようです。Googleでも同じ検索をすることが可能ですが、表示されるのはYahoo!よりさらに限定的です（2009年7月現在）。

これは、バックリンクが検索サイトにとってかなり重要な情報であると推測されます。この方法で、実際にYahoo!でご自身のURLを調べてみると、思わぬ人が自分のウェブサイトにリンクしてくれていることがわかったりもします。

(2) 索引に登録されているページを調べる

やはりYahoo!で、今度は「site:http://www.8020zaidan.or.jp/」と入力して検索してみましょう。これによって、8020推進財団のウェブサイトを構成する各ページが、どのように検索サイトに登録されているかを確認できます。

Googleも同じ方法で検索が可能です。実際にこの方法で自分のサイトを検索すると、自分のサイトを構成するページだけが出てくるはずですが、リストのタイトルとそれに続く2〜3行のテキスト情報を読んでみて、該当のページにはどんなことが書いてあるかおおよそ見当がつくようならOKです。

Yahoo!とGoogle双方で確認してみてください。もしリストに現れた文字を読んでも、ページの内容が何だかよくわからないようでしたら、HTMLの書き方を工夫する必要があるかもしれません。いわゆるSEOが必要です。

第6章 ウェブサイトを開設した後の注意事項

〔図表14〕　　　好ましいアンカーとは？

①詳しくはここをご覧ください

②港区で平成10年より開業しているミナト矯正歯科

4 バックリンクを拡充する

　検索サイトにおける表示順位とリンクポピュラリティは、つながりがあることを説明してきました。しかし、高いリンクポピュラリティとは、単にバックリンクの数が多いことだけではなく、リンク元のウェブサイトの評価や、リンク設定の方法とも関係があります。

　ここでは、効果的なリンク設定の方法について説明します。

　通常のHTMLドキュメント上では、リンクが設定されている文字列はアンダーラインをともなった青色で表示され、その位置にマウスカーソルを持っていくと、カーソルの形状が変化してクリックができることを教えてくれます。

　このクリックできる青い文字列は「アンカー」と呼ばれます。検索サイトのロボットはリンクを探すと同時に、そのアンカーの内容も読み取ります。このアンカーの中身が、実は非常に重要なのです。

161

【図表14】の①は、ウェブサイトでよく目にする表現ですが、まさに好ましくないアンカーの代表例です。

ページを閲覧している人にとっては、目の前にある「ここ」をクリックすると、その前後に書かれている情報に関する詳細が得られることが想像できます。しかし、アンカーの文字情報とリンク先のURLを切り出して、別のシステムで索引を作成する場合「ここ」では何も用をなしません。

②のアンカーはどうでしょう。アンカー自体に、地名と開業時期、そして名称という3つの情報が含まれていて、アンカーだけを切り出しても十分意味をもつ索引になることがおわかりいただけると思います。

ご自身のウェブサイトの中から、他のウェブサイトにリンクを設定する際や、ブログの本文の中から、自分の歯科医院のウェブサイトにさりげなくリンクを張る場合などに、どういう文章表現をアンカーとするかで、その効果が大きく変わることを認識しておいてください。

第6章 ウェブサイトを開設した後の注意事項

5 悪質SEO業者の勧誘に注意しよう

まだウェブサイトをお持ちでない先生のところには、ウェブサイト制作業者からの営業の電話やFAXなどが頻繁に入っていることと思います。実際にウェブサイトを制作して運用を開始すると、業者の営業からの問い合わせが、より一層増えることになります。

これは、業者が検索サイトで探し出した先生のウェブサイトを見て連絡をしてくるからです。「先生のウェブサイトはこういう部分がよくない」とか「もっとこうしたほうがよい」といった提案を携えての営業も増えてくるはずです。その中で、とくに注意しなければならないのが「SEO」という言葉を巧みに使う業者です。

SEO（サーチエンジンオプティマイゼーション）とは、検索サイトとの相性をよくするためにウェブページそのものをチューニングすることなのですが、最近はどうもこのSEOという言葉が先行しているように感じられます。

そのためか、先生方から「私のウェブサイトのSEO対策はどうなっていますか？」といった問い合わせもよくあります。SEOとは、ウェブサイトに記載されている内容を効率よく検索サイトのロボットに読んでもらうためのチューニングのことであり、ウェブサ

イトに書かれてもいない内容を検索サイトに登録するための対策でも、特殊な方法でロボットをだますことでもありません。

50ページで、ロボットをあざむく行為として、リンクファームとクローキングの2つを紹介しました。それ以外にも、ウェブサイトの内容と関係のない、さまざまな単語を見えないように埋め込むとか、ダミーサイトをたくさんつくり、リンクポピュラリティを稼ぐとか、内容は変わってないのに日付だけを毎日変えて、頻繁な更新を装うなどいろいろな方法があります。こうした行為は、迷惑メール同様にスパム行為と見なされ、「SEOスパム」と呼ばれています。現実に非常に多くの悪徳SEO業者が存在していて、被害にあっている歯科医院も少なくありません。

SEOスパム行為によって、一定期間検索順位が上がることはありますが、それが発覚したために駆逐されてしまった例も数多くあります。

とくにGoogleはSEOスパムに厳しく、誰もがその名を知っているような大企業が追放されてしまった、ということも珍しくはありません。

「このキーワードで20位以内」というような売り文句で、成功報酬型の契約を求める業者が多いようですが、1ヵ月の費用は数十万円に及ぶこともあります。複雑な金融商品同様、説明された内容が完全に理解できない場合には、手を出さないほうが賢明です。本当のSEOとは、一にも二にも「コンテンツの拡充」なのです。

164

第６章　ウェブサイトを開設した後の注意事項

6 キーワード連動型広告を活用する

宣伝広告目的のウェブサイトのアクセス数を一気に増やして、知名度アップをねらいたい場合、よくわからないSEO業者に相談するよりも、キーワード連動型広告の活用を検討してみることのほうが、確実性があります。

キーワード連動型広告とは、Yahoo!やGoogleなどの検索サイトにおける検索と連動する形で、検索内容と関連した情報が表示結果の上部や右側に表示される広告です。GoogleのAdwords広告や、オーバーチュアのスポンサードサーチが代表的なもので、検索サイトにとっては、その収益の屋台骨を支えるサービスでもあります。

インターネット上の広告の形態で、一番古いものは「期間保証型」と呼ばれるものです。ウェブサイトのある場所に、一定期間広告を掲載することを保証するという方法であり、契約期間はその場所が広告主に占有されます。

次いで登場したのが「表示回数保証型」で、たとえば１ヵ月に10000回表示するなど、表示回数に関する契約をするタイプの広告。ポータルサイトに掲載される広告が、サイトを開くたびに差し替わるようになったのは、このタイプの広告が出てきてからです。その後が

知って得する知恵袋㉙

キーワード連動型広告の詳細をGoogleで調べると

　GoogleのＵＲＬは次のとおりです。
・キーワードの調査
https://adwords.google.co.jp/select/KeywordToolExternal
・キーワード見積り
https://adwords.google.co.jp/select/TrafficEstimatorSandbox
　このタイプの広告の利点は、自分で予算を設定した上で、その効果を確認できることです。たとえば、クリック単価が50円のキーワードで1日の予算を1000円と定めた場合、20回クリックされた時点でその日の露出は終了です。
　実際に運用してみて効果を見ながら、予算の増減をフレキシブルに行うことができます。クリックがなければ費用は発生しません。また、特殊な診療方法や診療機器などをアピールしたい場合、そのキーワードは競合相手も少ないことから、低いクリック単価で広告を出せる利点もあります。なお、自分でキーワードを日々選定したり、その単価を決めたりするのが面倒という方は、代理店に任せる方法もあります。

「クリック保証型広告」。たとえば100回のクリックで10万円といった契約形態となり、その1000回をどのくらいの期間で達成させるかも含めた制御が行われるようになりました。
　キーワード連動型広告もクリック保証型の一種ですが、ランダムに現れるクリック保証型広告と違い、閲覧者の興味の対象に限定した露出が行われ、クリックされる確率も高くなります。
　キーワードの値段と表示順位は、市場原理により決定します。実際にどのようなキーワードで検索が行われているのか、そのキーワードの単価がどれくらいなのかについては、Googleが提供しているサービスで調べることができます。

第6章　ウェブサイトを開設した後の注意事項

7 ネット上で誹謗中傷の被害にあったら……

インターネットの匿名性は、時にいじめ、誹謗中傷、脅迫といった"負の連鎖"を引き起こします。合法・非合法を問わず、ネット上では正視に堪えない情報が日常的に交わされており、歯科医院やその関係者がそのターゲットになってしまうことも十分あり得ることです。さらに、そうした情報が検索サイトに拾われて、検索サイトでの検索結果に、歯科医院を誹謗中傷するようなウェブページが出てきてしまうというケースもあります。

自分の歯科医院に関するネガティブな情報を目にしてしまうのは無理もありませんが、まずは深呼吸して、その情報が書かれているのがどういうウェブサイトなのか、よく見てみましょう。

それは、個人のブログでしょうか？

それとも、口コミ情報サイトや掲示板の類でしょうか？

該当の書き込みの以外の部分もながめてみて、どのような脈略の中で自分の歯科医院に関する記述があるのかを把握することです。個人的な感想が、直接的な表現で記述されているのかもしれませんし、悪意をもった誹謗中傷が目的なのかもしれません。また、も し

167

知って得する知恵袋㉚

誹謗中傷などにあったら警察の「サイバー犯罪相談窓口」へ

　書かれている内容から、誹謗中傷の対象となる歯科医院名・個人名・所在地などが明らかに特定できる場合は、刑法の名誉棄損罪や侮辱罪に、またその書き込みによる実害が証明できる場合は、偽計業務妨害罪や脅迫罪に抵触する可能性もあります。各都道府県警察には「サイバー犯罪相談窓口」が設置されていますので、犯罪として被害届けを出す出さないの相談も含めて、一度コンタクトをとってみるとよいでしょう。
　下記のURLは、警察庁が提供するサイバー犯罪相談窓口の一覧です。
http://www.npa.go.jp/cyber/soudan.htm

　被害届けを出したとしても、よほど緊急を要する案件でないかぎり、警察がただちに問題のウェブページから当該の情報を削除して、現実に誹謗中傷を行った人物を取り締まることは、期待できそうもありません。
　こうした状況の増加を受け、被害を受けた当事者がブログや掲示板のシステムを管理運用しているコンテンツプロバイダに、当該情報の削除を請求することが可能とする法整備もある程度出来上がっています。またさらに、インターネット接続プロバイダに対しては、情報発信者の氏名や住所などの開示請求を行うこともできますので、損害賠償請求の民事訴訟を起こす場合には弁護士などに相談してみてください。

　書かれているウェブサイトが掲示板の場合は、その掲示板自体はどのような趣旨で運営されているものなのかも見きわめましょう。
　大切なことは、まかり間違っても、掲示板やブログのコメント欄に直接反論や抗議の書き込みをしないことです。とくに掲示板の場合は、その反論によって歯科医院に対する誹謗中傷がますますエスカレートし、結果として最初に誹謗中傷行為を行った人間の思惑どおりとなることが目に見えているからです。

第7章 ウェブサイトの開設に関するQ&A

Q1 ウェブサイトによる広告宣伝は医療法に抵触しませんか？

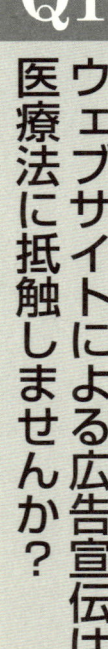

A 本書ではウェブサイトの目的のひとつとして、「広告宣伝のウェブサイト」という言葉を使用して説明をすすめてきましたが、医療法の第6条の5では、医療機関の広告に関して細かい規制が定められていて、標榜科目・名称・診療時間などの基本的な情報を除き、一切の広告は禁止されています。

この広告規制に関しては、厚生労働省が公示している「医療広告ガイドライン」の中に具体的な記述があります。また、URLやメールアドレスについても詳しい記述がありますので、紹介しておきます。

対象範囲の6の前半部分では、PULL型のメディアは広告でないことが明記されています。問題は後半のバナーとキーワード連動型広告についての記述です。何もしなくとも目に入ってくるバナーは、広告になる場合があるようです。

キーワード連動型広告は、検索という行為によりPULLされるものですが、ここではバナーと同列に扱われていて、3つの条件に当てはまればバナー同様広告であるとされています。

第 7 章　ウェブサイトの開設に関する Q＆A

≪参　考≫　　　　厚生労働省の「医療広告ガイドライン」

第 2　広告規制の対象範囲
3　暗示的又は間接的な表現の扱い
エ　病院等のホームページの URL や E メールアドレス等によるもの
　（例）
　① www.gannkieru.ne.jp
　ガン消える（gannkieru)とあり、ガンが治癒する事を暗示している。治療の効果に関することは、広告可能な事項ではなく、また、治療を保障している誇大広告にも該当し得るものであり、認められない。
　② no1hospi@xxx.or.jp
　「no1hospi」の文字は、「No.1 Hospital」を連想させ、日本一の病院である旨を暗示している。「日本一」等は、比較広告に該当するものであり、認められない。

（中　略）

6　通常、医療に関する広告とは見なされないものの具体例
（7）インターネット上のホームページ
　インターネット上の病院等のホームページは、当該病院等の情報を得ようとの目的を有する者が、URL を入力したり、検索サイトで検索した上で、閲覧するものであり、従来より情報提供や広報として扱ってきており、引き続き、原則として広告とは見なさないこととする。
　また、インターネット上のバナー広告、あるいは検索サイト上で、例えば「癌治療」を検索文字として検索した際に、スポンサーとして表示されるものや検索サイトの運営会社に対して費用を支払うことによって意図的に検索結果として上位に表示される状態にした場合などでは、バナーに表示される内容や検索結果として画面上に表示される内容等については、実質的に本指針第 2 の 1 に掲げた①～③のいずれの要件も満たす場合には、広告として取り扱うこと。

────（「平成 19 年 3 月 30 日付医政発第 0330014 号」からの引用）─

その3つの条件とは次のとおりです。

① 患者の受診等を誘引する意図があること（誘因性）
② 医業もしくは歯科医業を提供する者の氏名もしくは名称または病院もしくは診療所の名称が特定可能であること（特定性）
③ 一般人が認知できる状態にあること（認知性）

①の誘因性については、バナーもしくはキーワード連動型広告は、ウェブサイトの閲覧を誘引することが目的のものであり、それのみで受診を誘引するものではありません。しかし、「受診等」と書かれている点が、グレーゾーンを残す結果となっています。

②の特定性はどうでしょうか？ キーワード連動型の広告のタイトルを「抜かない歯周病治療」とか「インプラント1本〇〇円」といったキャッチフレーズとし、なおかつその下2行ほどのテキストにも、診療所名が入っていなければ問題となりませんが、実際には歯科医院名を含んだ広告もかなり行われているようです。

第7章　ウェブサイトの開設に関するQ&A

Q2 インターネットの知識がなく、何から手をつけたらよいかわからないのですが……

A 「ウェブサイトを開設したいが、インターネットやパソコンに無縁で、何をどうすればよいのかまったくわからない……」という先生の場合は、試しに簡単なウェブサイトを制作して、しばらく運用してみることをおすすめします。第1章でご紹介した「名刺／リーフレットの延長としてのウェブサイト」が、ちょうどこれに相当します。

どんな簡単なウェブサイトでも、半年なり1年なり実際に運営してみれば、それなりの反応が得られますし、運用の過程で、先生ご自身にもウェブサイトに求める機能やスタイルも見えてくるはずです。1年経過した時点でページを増やす、あるいは全面的につくり変えるという判断をされるかもしれませんし、そのままでよいという判断をされるかもしれません。ウェブサイトは必要ないので廃止するという判断もあるでしょう。よくわからないものに費用をかけても、高い効果は期待できません。

「小さく作って大きく育てる」——まずは、そんな考え方で取り組みましょう。ただし、ウェブサイトができるまでには、閲覧するための環境を必ず整えておくことです。自分のウェブサイトを見たことがない、見方がわからないというようでは意味がありません。

173

Q3 ウェブサイトにスタッフの写真を載せるとき、注意すべきことがありますか？

A 歯科医院の雰囲気を伝えるためには、外観や内装、診療設備だけではなく、そこで働くスタッフのイキイキした姿なども、アピールしたいものです。

スタッフ一人ひとりが高いプロ意識をもった上で、患者さんとの信頼関係を築くことに積極的に取り組んでいる歯科医院では、スタッフそれぞれがメールアドレス入りの名刺をもっていることはもちろん、ウェブサイトにもスタッフ個人の顔を売り込むべく、顔写真やプロフィールなどを掲載している事例がけっこうあります。

先生の明確な経営ポリシーのもと、それに賛同したスタッフに支えられたこうしたウェブサイトは、実に素晴らしいもので、患者さんへのアピールとしても効果的です。

しかし、先生とスタッフとの間に、そうしたコンセンサスが出来上がっていない場合、リスクヘッジを優先させるほうが賢明です。とくに女性スタッフの場合、インターネットの負の面に起因するさまざまなリスクを、常に考えておく必要があります。といって、スタッフに関するビジュアル的な素材がまったくないのは、少々寂しいものがありますので、次にいくつか対応策を紹介しておきます（次ページ参照）。

第7章　ウェブサイトの開設に関するQ＆A

知って得する知恵袋㉛

スタッフの写真などを掲載するには

①**集合写真の掲載にとどめる**／スタッフのことを知っている人が見れば、個人の顔が特定できる程度の解像度で、集合写真を掲載する方法です。こうした写真が1枚あるだけでも雰囲気はかなり伝わります。
②**撮影アングルを工夫する**／たとえば、歯科衛生士さんがマスクを着用してスケーリングを行っている姿を写真に収めても、歯科衛生士さん個人の特定は困難です。構図を工夫すれば、かなりアップの写真でも掲載可能です。
③**似顔絵を掲載する**／特徴を強調した似顔絵は、写真以上にスタッフの雰囲気を伝えてくれます。インターネット上には、写真を送れば似顔絵を描いてくれるサービスを行っている会社がたくさんあります。また、マイクロソフトのオフィスには、写真を元に似顔絵を生成するツールがついていますので、お持ちの方は試されてみるのもよいでしょう。

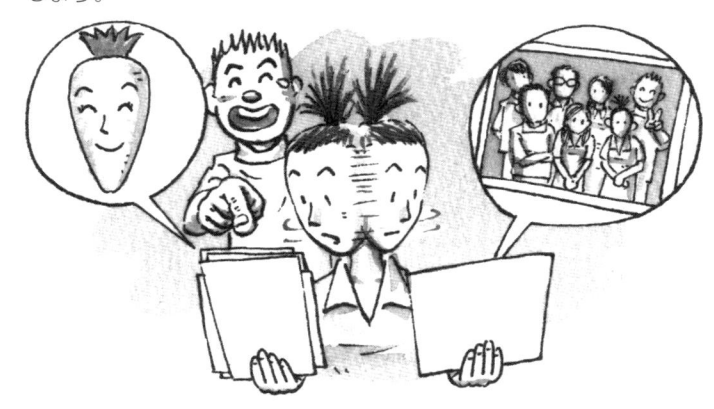

Q4 他のサイトへのリンク設定は著作権上問題がありますか？

A 他人のサイトにリンクを設定することは、他人の著作物を紹介し、閲覧をうながすことであり、それを複製するわけでも改編するわけでもありませんので、107ページで紹介した各種著作権に抵触するものではありません。

また、ウェブサイトを開設している主体は、それを公開して多くの人に見てもらうためにウェブサイトを運営しているのですから、公表権の侵害にもなりません。しかし、どんなウェブサイトが自分のサイトにリンクを設定しているかは、運営主体にとって常に興味の対象ですので、先方のウェブマスターに、報告とお礼のメールを一本入れておくのがマナーとされています。

注意しておかなければならないのは、リンクのしかたです。クリックするとリンク先のウェブサイトにジャンプする、あるいはクリックするとブラウザソフトの画面がもうひとつ立ち上がって、そこにリンク先のウェブサイトが表示されるといった、一般的なリンク方法であれば何ら問題はありません。

176

ところが、クリックすると、自分のウェブサイトの画面の一部にリンク先のウェブサイトの内容が表示されるというスタイルは問題です。画面の一部に取り込むことは、技術的に可能なことです。

この他人のウェブサイトの内容を、自分のウェブページの一部に埋め込むといった手法は、厳密にはコンテンツの複製ではありませんが、閲覧者には明らかに自分のウェブページの一部と見えますので、やってはいけないこととされています。

この質問とは直接関係ありませんが、リンクすること自体が問題となるのは、リンク元のサイトが、公序良俗に反するようなコンテンツを公開している場合です。「こんなサイトからリンクされるのは迷惑だ」ということは、実際にありえます。法的には、まったく根拠はありませんが、「リンク権」というような言葉も、ネット上では自然発生的に使われてきています。

Q5 BBS(掲示板)を開設したいのですが、注意すべき点がありますか？

A 歯科医院が自らのウェブサイトの上で、患者さんからの疑問や質問に直接答えたり、患者さんたちの情報交換コミュニティを主宰したりする場合の手法として、掲示板(BBS)を設置するという方法があります。

BBSは、インターネットの黎明期からあるもので、無料で使えるプログラムも多数公開されていますし、無料でその機能を提供するプロバイダーもたくさんありますので、特別な知識がなくとも、誰でも簡単に開設することができます。

実際に、患者さんとの質疑応答の過程を公開することで、宣伝広告の効果を得ている歯科医院もありますが、BBSの運用効果をそうしたレベルにまで持っていくためには、相当の労力とノウハウが必要です。

次ページに、開設にあたって、ぜひ知っておくべき点、留意しておきたい点を紹介しておきます。

178

第7章　ウェブサイトの開設に関するQ＆A

知って得する知恵袋㉜

ＢＢＳを開設するにあたっての留意点

①モデレータの役割をしっかり果たすこと
　ＢＢＳの類は、設置さえすれば勝手に意見交換が始まるわけではありません。誰もが簡単に書き込みができる雰囲気を、ＢＢＳの中でつくっていく必要があります。とくに、コミュニティ型のＢＢＳの場合、モデレータと呼ばれる議長役が場を仕切って、時には自らも積極的に発言し、場を盛り上げていくような演出も必要です。書き込みが数ヵ月に一度しかないような寂れたＢＢＳなら、ないほうがましですし、質問が放置されているような運用体制は問題外です。最低でも１日に一度は、状況を確認して、それに対処できる体制づくりが必要です。

②管理責任は主宰者にあること
　ＢＢＳが盛況になってくると、必ず出てくるのが、インターネットの匿名性に起因するさまざまな問題です。間違っても、誰かを傷つけるようなＢＢＳになってしまわないこと。そのためには、運用ポリシーを明確に打ち出した上で、ポリシーにそぐわない書き込みの監視・削除といった作業も必要です。大手プロバイダーなどが運用するＢＢＳでは、学生のアルバイトを雇って、２４時間の監視体制でこの対策に臨んでいることも珍しくはありません。もし事故が起こった場合は、主宰者の管理責任が問われることを忘れないでください。

③スパム投稿との戦いを忘れないこと
　ＢＢＳに書き込んでくるのは、人間ばかりではありません。さまざまな目的で掲示板にスパム情報を書き込もうとするロボットが、世界中に存在しています。敵はロボットです。一瞬で数百行の情報を書き込む能力を備えています。ＢＢＳプログラムが備えるセキュリティシステムでその大部分は防げるはずですが、ある程度のイタチごっこは覚悟しておく必要があります。

Q6 患者さんにメルマガを発行したいのですが……

A リコールハガキを、希望者に対しては電子メールに切り替えている先生もおられることでしょう。患者さんへのメール配信をさらに発展させて、メールマガジンを配信したいという相談を受けることがあります。メールマガジンという言葉が突如市民権を得たのは、小泉内閣発足時のことですが、技術的なハードルが低いこともあり、手軽な情報発信のメディアとして認知されるようになりました。

ネット通販での物品購入や、ホテルの予約をきっかけとして届き始めたメールマガジンの数が次第に増えて、1日に何件もの配信を受けている先生も多いことでしょう。中には歯科医師会の会務などに関連して、メールマガジンに掲載する記事を執筆された経験のある先生もおられるかもしれません。

メールマガジンによる情報発信を、ブログなどによる手法と比較した場合、その一番の相違点は、情報が個人宛に直接届くということです。そのため、コンテンツが実際に読まれる確率も高くなります。商用のメールマガジンの場合、記事の内容に連動する形で広告が掲載されますが、その掲載コストが、ウェブへの掲載に比べて高いのはそのためです。

180

第7章 ウェブサイトの開設に関するQ＆A

しかし、メールによる情報配信にはリスクがはらんでいます。一方的に送りつけられる興味もない内容のメールは、それこそ迷惑メールです。メールマガジンは、メールアドレスを把握しているからというだけで、突然送るようなものではなく、希望者のみに配信するのが原則であることをしっかり認識しておきたいものです。

では、メルマガを実際に配信する際の注意事項です。

個人宛に直接届けるのが原則ですので、BCCで送ったりするのは避けましょう。まかり間違っても、全員のアドレスを宛先に入れたりしないでください。個人宛といっても、手作業で一通一通送るのは現実的ではありませんので、専用の同報ソフトを使用して送信するのが一般的です。使いやすいソフトが数多く公開されていますので、興味のある方は自分の用途にあったものを探してみてください。

また、多くの人に送るメールですので、受信したみんなが問題なく読むことができる形で送ることが大切です。HTML形式のメールは避けましょう。添付ファイルは絶対許されません。使用する文字セットは iso-2022-jp。長くとも38文字くらいで改行し、特定のフォントに依存するレイアウトは避けます。原稿の執筆には、全角・半角スペースや、タブなどを視覚的に識別することが可能なテキストエディターソフトの使用を強くおすすめします。

181

Q7 URLを変えたい場合はどうしたらよいのでしょうか？

A すでにドメイン名を取得してウェブサイトを運用されている先生は、取得の際に使用できそうなものをあれこれ物色された経験をお持ちだと思います。使いたかったドメイン名が取得できなかったという先生も、中にはおられるかもしれません。

ドメイン名は英数字の組み合わせですので、意味がある単語や頭文字の簡潔な組み合わせの文字列は、もうすでに誰かに取得されているケースがほとんどです。とくに3文字の組み合わせを新規で取得するのは至難のことです。

こうした状況を受け、段階的に新しい種類のドメイン名が登場しています。「.info」は比較的新しいものですし、他にも「.name」「.biz」「.asia」などといった新しいドメイン名が追加されています。さらには、主に途上国が割り振られたコード（日本であれば「jp」）を開放して外貨を稼いでいる例もあります。地球温暖化のニュースでよく話題になるツバルが「.tv」を売却して得た資金で、国連に加盟したことは当時話題となりました。

ここでの質問は、以前「.com」では希望の文字列が取得できなかったが、「.info」なら取得できるので取得したい、あるいはこれまで使用してきたドメイン名とよく似たドメイ

182

第7章　ウェブサイトの開設に関するQ＆A

ン名が実在していて、頻繁に間違えられるなどの理由で、URLを変えたいというケースでしょう。

新しいドメイン名の取得はもちろん可能ですが、いきなりURLを変えるということは、これまでに努力して露出してきたURLが、突然、使えなくなるということになります。それどころか、各種検索サイトにせっかく登録された情報も、閲覧者が個人でブックマーク（お気に入り）などに登録している情報も、すべて無効になってしまいます。

もし、どうしてもということであれば、最低2〜3ヵ月から半年程度の移行周知期間を設けて、既存のURLにアクセスした際に「〇〇歯科クリニックのURLは下記のとおり変更となりました」というような案内表示することです。

なお、URLとウェブサイトの関係は1：1である必要はありません。ひとつのウェブサイトに複数のURLを設定することも可能なのです。つまり、従来のドメイン名によるURLと、新しいURLのどちらを使用してアクセスしても、同じウェブサイトが閲覧できる状態をつくることが可能なのです。こうすれば、URLの切り替えなどの心配をする必要はありません。

ただし、レンタルサーバによっては、複数のURL設定に対応していないことがありますので注意してください。また、ドメイン名の維持管理コストは、当然ながら二重に発生します。

183

Q8 ウェブの更新を自分で行いたいときは、どうすればよいのですか？

A たとえウェブサイトを自作できる知識とスキルのある先生であっても、ウェブサイトの更新はなかなか面倒なものです。専門的なスキルを駆使することなく、自らウェブコンテンツの更新をスムースに行うためには、2つのアプローチがあります。

ひとつは、高機能な更新専用のソフトウェアを利用すること。アドビ社から発売されている「Contribute」という製品がその代表です。このソフトは、画面に閲覧しているウェブページを、クリックひとつで編集することができ、クリックひとつでその編集結果を反映することができるものです。

一般的なホームページ作成ソフトのように、それを使用するための知識や訓練がいりません。事前にウェブページサーバに接続するために必要なIDとパスワードさえ設定しておけば、閲覧しているウェブページの内容を、ワープロソフトで作成したドキュメントを編集する感覚で更新できます。ただし、更新専用のソフトですので、新しいページをつくったりすることは苦手です。1ヵ月間試用できる体験版も配布されていますので、関心のある方はぜひ試してみてください。なお、こうしたソフトを利用して更新を行いたい希

184

第7章　ウェブサイトの開設に関するQ＆A

望があったら、事前に使いたいソフト名などを業者に伝えておくといいでしょう。スキルの高い業者であれば、それを前提としたコーディングを行ってくれるはずです。

もうひとつのアプローチは、ウェブサイトの制作段階で、そのウェブサイトの全ページ、あるいは必要な部分のみを、ウェブサイト上の管理画面から自由に更新できるような構造で設計・構築すること。このシステムは、ＣＭＳ（コンテンツマネージメントシステム）と呼ばれていて、ウェブマスターはＩＤとパスワードで守られた管理画面から、自由にコンテンツの更新を行うことができます。ブログもこのＣＭＳのひとつの形態ですが、本格的なＣＭＳは単なる日記の更新にとどまらず、ウェブサイト全体を動的に制御することが可能です。ネット通販のウェブサイトにアクセスすると、閲覧者のこれまでの購入履歴やおすすめ商品などが現れますが、これはシステムが閲覧者を識別した上で配信するウェブページを動的に生成しているからです。通常の静的なウェブサイトではできません。

いずれの方法でもかまいませんが、ウェブサイトを自らの手で簡単に更新できるチャンネルを持つことは、ネットの「リアルタイム性」「分散性」といった特徴面においても絶大な力を発揮します。つまりウェブサイトの更新を、ページごとにあるいはページのパラグラフごとに担当を決めて、その更新と運営を任せることが可能となるのです。「このページのこの部分はあなたの担当ですよ」といった運用体制の構築が可能となります。

185

Q9 ウェブサイトは2つ以上あったほうがよいのでしょうか?

A ひとつのウェブサイトに、複数のURLを設定できることはすでに説明しましたが、ここでいう2つ以上のウェブサイトとは、URLも中身も、別々のものということです。

ウェブ制作作業者の営業担当者のいうがままに、既存のウェブサイトの他に「もうひとつウェブサイトを開設した」という話しは、よく耳にします。複数のウェブサイトを運営することは、歯科医院の玄関の間口を広げるということであり、けっしてマイナスの要因ではありません。

しかし、ネットの特性を活かした明確な目的とビジョンにもとづいて、複数のウェブサイトを運営しているというケースはあまり多くないようです。同じような機能のウェブサイトを中途半端に複数開設しても、あまり効果があるとは思えません。

複数のサイトを運営するもっとも一般的なケースは、ウェブサイトを機能別に切り分けて別立てとすることです。「患者さん向けのウェブサイトと求人情報サイト」「歯科広告宣伝サイトと学術論文掲載サイト」あるいは「日本語と中国語」といったように、コンテ

186

第7章　ウェブサイトの開設に関するQ&A

ンツ内容やターゲットによって、サイトを切り分けるのです。

これによって、ウェブサイトの構造が簡潔になりますので、閲覧者側にとっては内容が見やすくなるというメリットがあります。また、切り分けられたそれぞれのウェブサイトは、その機能によって存在する場がそれぞれ異なります。日本語のウェブサイトの一部分に中国語のコンテンツが含まれていても、中国語の検索サイトには掲載されることは期待できませんが、中国語のウェブサイトとして独立させた場合は、中国語でも検索の対象となり、それだけ歯科医院の間口が広がります。

複数のウェブサイトを運用するにあたっては、別々のドメイン名を使用する場合と、同一のドメイン名を使用して、サブドメインでサイトを分割する場合があります。

サブドメインを使用することのメリットは、ドメイン名のランニングコストがドメイン名ひとつ分で済むことと、それぞれのウェブサイトの運営主体が同一であることが、一目でわかることです。レンタルサーバのコストについては、URLごとに契約するのが一般的ですので、どちらの場合もURLの数だけ費用が発生します。

なお、別々のドメイン名で運用を行う場合に、運営主体が同一であることをあえて不明瞭にする必要がないのであれば、相互にリンクバナーを設置するくらいのことは行っておきましょう。これは検索サイト対策としても必要なことです。

187

Q10 レセコンをインターネットにつなげても大丈夫でしょうか？

A ほとんどのレセコンは、先生方も使い慣れたWindowsで動いています。診療所受付のスペースなどの問題で、レセコンソフトが動いているPCで、ウェブサイトの閲覧やメールも行いたいという要望をお持ちの先生も多いかと思います。

この要望に対するレセコン各社の対応を見てみますと、「絶対にダメ」という禁止策と、「自己責任で」という黙認策の2とおりに分かれているようです。

事故が起こった際のリスクを考えると、インターネットに接続することはけっしておすすめできません。いくらアンチウィルスのパターンファイルを最新の状態に保っていたとしても、新種のウィルスに感染するときはアッという間です。そのウィルスが悪質なものであれば、患者さんの個人情報データの削除や流出といった、最悪の結果を招くことになります。

ネットブックと呼ばれる小型ノートPCが、5万円で入手可能な時代です。インターネットを通じての情報のやり取りは、ぜひレセコンとは切り離すことをおすすめいたします。

第7章 ウェブサイトの開設に関するQ＆A

この原稿を書いている最中に、米国と韓国の公共性の高いウェブサイトが、サイバーアタックの被害にあっているとのニュースが入ってきました。ウィルス感染によって、遠隔操作が可能となった世界中のPCを踏み台として攻撃が行われたようです。

攻撃の方法は、攻撃対象のサーバに意味のない大量のデータを一方的に送りつけるというきわめて簡単なものですが、実際にそれだけでウェブサイトは機能しなくなってしまうのです。このことは、私たちの誰もが被害者になると同時に、加害者にもなりうることを示唆しています。

インターネットは、もともと技術者たちが自らの利便性のためにつくり上げた、基本的に情報を公開するためのインフラであり、牧歌的な性善説にもとづいた運用に支えられて発展してきました。そのため、悪意をもった攻撃にさらされたときは、なす術もなく麻痺してしまうのが現状です。

レセコンや経理システムなど、秘匿性の高い情報を扱うコンピュータを、安心してネットワークに接続するためには、もう少し時間がかかりそうです。

189

〔著者のプロフィール〕
佐藤 旬（さとう　じゅん）
1966年生まれ。学校業界を経て2001年より歯科業界を対象としたインターネット関連サービスに従事。各地の歯科医師会をはじめ、スタディグループ、デンタルショーなど数多くのウェブサイトの企画・制作を手がける。現在、株式会社システムプランニング　デンタル・インターネット事業部長。各地歯科医師会等においてセミナー講師としても活動中。

【連絡先】
株式会社システムプランニング
　　　デンタル・インターネット事業部
　　　　　E-mail　support@dental-net.jp
　　　　　http:// dental-net.jp

〔歯科医院経営実践マニュアル〕
他院と差がつく"歯科医院のホームページ"のつくり方

2009年11月10日　第1版第1刷発行

著　　者　　佐藤　旬

発　行　人　　佐々木一高

発　行　所　　クインテッセンス出版株式会社
　　　　　　東京都文京区本郷3丁目2番6号　〒113-0033
　　　　　　クイントハウスビル　電話　(03) 5842-2270 (代　表)
　　　　　　　　　　　　　　　　　　(03) 5842-2272 (営業部)
　　　　　　　　　　　　　　　　　　(03) 5842-2280 (編集部)
　　　　　　web page address　http://www.quint-j.co.jp/
印刷・製本　　サン美術印刷株式会社

©2009　クインテッセンス出版株式会社　　　　禁無断転載・複写
Printed in Japan　　　　　　　　　　　落丁本・乱丁本はお取り替えします
　　　　　　　　　　　　　　　　ISBN978-4-7812-0104-7　　C3047
定価はカバーに表示してあります

● 好評の「歯科医院経営実践マニュアル」シリーズ ●

〔歯科医院経営実践マニュアル　vol.6〕
3ヵ月で医院が変わる
勝ち組歯科医院経営55のポイント
■寶谷光教（㈱デンタル・マーケティング）
■184ページ／モリタコード805210

歯科医院を繁盛させ、勝ち残っていくために、今何をしなければならなのか——経営理念の確立から、来院者データの分析、自費率アップの知恵、HP活用のコツ、すぐ取り組める患者満足のための18の工夫など、医院経営のツボを55にまとめた。

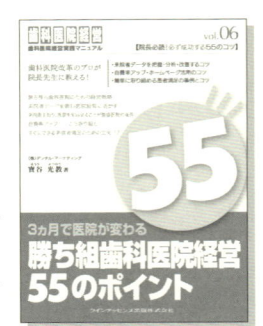

〔歯科医院経営実践マニュアル　vol.9〕
紹介・口コミで
患者さんは絶対増える
■澤泉千加良（㈲ファイナンシャルプラス）
■192ページ／モリタコード805225

「紹介・口コミ」こそ、患者増の最大の媒体。"人と人"とのコミュニケーションを中心に、HP・イベント・ブログなど、歯科医院が紹介・口コミを拡大する仕掛けづくりと手法を実践的に解説した。

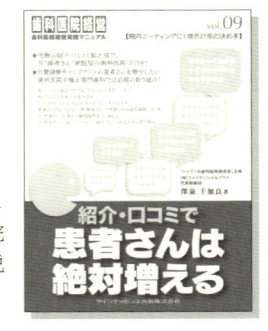

〔歯科医院経営実践マニュアル　vol.26〕
巧みな情報発信は
成功する院長の条件
■伊藤日出男（クレセル㈱）
■184ページ／モリタコード805344

広告・情報を制する者が勝つ——従来からのポスティングチラシ、院内パンフ、看板などにWebサイトを加え、他院と差別化をはかるクロスメディア作戦をどう組み立てていくかなどを、実例をまじえながら具体的に解説。

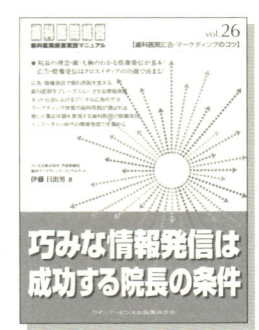

●サイズ：A5判　●128〜208ページ　●定価：2,100円（本体2,000円・税5%）

クインテッセンス出版株式会社
〒113-0033　東京都文京区本郷3丁目2番6号　クイントハウスビル
TEL. 03-5842-2272（営業）　FAX. 03-5800-7592　http://www.quint-j.co.jp/　e-mail mb@quint-j.co.jp